FASTEN

für dich!

Nicole Fürderer • Britta Kleweken • Erik Schmelter

FASTEN

für dich!

Dein persönlicher Begleiter für eine erfolgreiche Fastenwoche

Wir zeigen dir, wie Fasten ganz einfach sein kann.
Sei dir sicher: Dir kann nichts passieren,
denn wir sind immer an deiner Seite.
Ein Begleiter für Anfänger, Fortgeschrittene
und Profis.

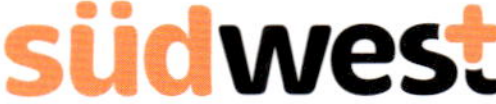

INHALT

VORWORT

Warum dieses Fastenbuch?

HALLO!

Schön, dass du dich fürs Fasten interessierst.
Wenn du das liest, hältst du nämlich ein Fastenbuch in der Hand. Es gibt viele Fastenbücher und die Healthy-Lifestyle- und Gesundheitsecke in den Buchläden ist voll von Ernährungs- und Fastenbüchern. Und eigentlich gibt es schon genug davon. So viele, dass man sich kaum für eins entscheiden kann. Was ist also das Besondere an diesem Buch? Unser Fastenbuch ist kein Buch mit besonders viel Text, es ist nicht mit wissenschaftlichen Studien vollgepackt und kein Medizinstudium.
Es ist ein Mitmach-Buch, in dem du die Hauptrolle spielst.

Auf den folgenden Seiten findest du alle Informationen, die du für eine Fastenwoche benötigst. Angefangen von Einkaufslisten zum Rausschneiden, viel Raum für deine persönlichen Notizen, eine Tagebuchvorlage, Rezepte bis hin zu vielen weiteren Impulsen und Tipps, um deine individuelle, erfolgreiche Fastenwoche zu gestalten.

Außerdem greifen wir natürlich auf unsere jahrelangen Erfahrungen mit unseren Fastenden zurück und haben daher hinter jedem Kapitel Fragen und Antworten zusammengefasst, die immer wieder während einer Fastenwoche auftauchen.

Uns ist es wichtig, dass du dich komplett sicher fühlst und dich auf dieses wunderbare Abenteuer uneingeschränkt einlassen kannst. Sei dir sicher: Dir kann nichts passieren, wir sind immer an deiner Seite.

Wenn man sich dazu entschließt, eine Fastenwoche zu machen, dann hat jede*r eine eigene Motivation und individuelle Gründe. Auch diese stellen wir dir zu Anfang vor. Sicherlich findest du dich auch dort wieder. Vielleicht hast du auch schon die eine oder andere Fastenwoche hinter dich gebracht. Dann hast du jetzt erneut die Möglichkeit, eine weitere Fastenwochen-Geschichte für dich zu gestalten und mit diesem Buch zu verewigen.

Unsere Vision ist es, dass jede*r gesunde Erwachsene einmal im Leben gefastet und dieses besondere Erlebnis für sich und die eigene Gesundheit gefühlt hat. Deshalb ist es für uns so wichtig, das Fasten für jede*n möglich und zugänglich zu machen. Wir wollen dir zeigen, wie einfach es sein kann, und helfen dir dabei. Wenn du das Fasten erst einmal für dich entdeckt hast, eröffnen sich ungeahnte Möglichkeiten für dein zukünftiges Leben. Denn aus jeder Fastenwoche nimmt man etwas Neues mit.

Fasten ist ein Werkzeug mit vielen verschiedenen Einsatzmöglichkeiten. Und wenn es bei dir nicht der gesundheitliche Hintergrund ist, dann vielleicht der persönliche Aspekt, einfach mal den Reset-Knopf zu drücken. Die Grundlage unserer beschriebenen Fastenwoche ist die traditionelle Methode nach dem Arzt und Naturheilkundler Otto Buchinger, der das Fasten als Heilmethode vor über 100 Jahren entwickelt hat. Sie ist die bekannteste und klassische Art des Fastens. Bei dieser Methode wird ausschließlich mit Säften, Tees und Brühen gefastet. Die Dauer liegt in der Regel zwischen fünf und zehn Fastentagen. Die positive Wirkung des Buchinger-Fastens wurde bereits in vielen medizinischen Studien nachgewiesen.

Bist du bereit? Wir sind es!

Freu dich drauf und genieße deine Fastenwoche.

Nicole, Britta und Erik

WIE WIR AUF DIE SONDERBARE IDEE KAMEN, NICHTS MEHR ZU ESSEN

Nicole

Das Bauchgefühl ist ein mutiger, kluger Kopf. Vom Typ her war ich schon immer ein Bauchmensch. Stress, Ärger, Trauer – alle diese Emotionen stauen sich in meinem Bauch. Aber auch Entscheidungen treffe ich hauptsächlich aus dem Bauch heraus.

Da mein Bauch somit die Pufferzentrale all meiner Gefühle ist, hatte ich in der Vergangenheit regelmäßig Bauchschmerzen, Sodbrennen, Durchfall – das komplette Magen-Darm-Beschwerden-Programm. Des Öfteren hatte ich dazu Ärzte und Spezialisten aufgesucht, weil ich mir nicht sicher war, ob das normal ist. Diese hatten mich aber immer wieder beruhigt, dass alles gut ist. Der Haupt-O-Ton war: »Sie sind noch jung. Sie sind gesund. Das ist einfach stressbedingt. Suchen Sie sich ein entspannendes Hobby zum Ausgleich.« Alles klar. Weiter geht's. Doch dann kam der Anruf, der vieles veränderte. Meine Tante, die mir seit meiner Kindheit sehr nahe stand, hatte Darmkrebs mit 49 Jahren. Leider ist sie daran nach kurzer Zeit verstorben. Da man sich bei meiner Tante nicht einig war, ob es sich um einen aggressiven, vererblichen Tumor handelt, wurde die komplette Familie aufgefordert, sich einer Darmspiegelung zu unterziehen. Im Zuge dieser Darm- und auch Magenspiegelung wurden bei mir ein Morbus Crohn und eine chronische Magenschleimhautentzündung festgestellt. Das hat gesessen und meine vertraute, unsterbliche Welt erst einmal ordentlich ins Wanken gebracht. Da ich nicht angetan davon war, mit Anfang 30 regelmäßig Medikamente zu nehmen, habe ich mich nach einer Beratung mit meiner Ärztin darauf geeinigt, einen Versuch über die Ernährung und Umstellung gewisser Gewohnheiten zu starten. Um es kurz zu machen: Ich wurde Vegetarierin und habe zweimal im Jahr eine Fastenwoche gemacht. Ich habe über zehn Kilo abgenommen und nehme keinerlei Medikamente gegen irgendwelche Entzündungen. Meinem Bauch geht es prächtig. Meine Ärzt*innen sind immer wieder unsicher mit meiner selbst gewählten Methode, aber sehr zufrieden mit dem Ergebnis. Ich solle einfach so weitermachen. Und das habe ich! Mit allem, was dazugehört! 2014 habe ich meinen Abschluss als ärztlich geprüfte Fastenleiterin gemacht, entgegen allen Ratschlägen meinen Job gekündigt und 2015 Erlebnisfasten mit eigenem Fastenhotel im Schwarzwald gegründet. Mit dem Fasten hat sich vieles in meinem Leben geändert. Ich habe gelernt, in schwierigen Situationen ruhig zu bleiben und die Fastenwoche dafür zu nutzen, mich neu zu sortieren, um möglichst gut auf meinen Bauch zu hören.

Britta

Meine Motivation zu fasten war ganz einfach: Ich wollte einfach mal schauen, was mit meinem Körper passiert, wenn ich fünf Tage nichts esse. Die Erkenntnis war überraschend, hat einiges in mir verändert und dazu geführt, dass ich mittlerweile regelmäßig ein- bis zweimal im Jahr faste.

Jeder von uns weiß, dass das Leben, die Zeit und die Veränderungen in und an uns Höhen und Tiefen mit sich bringen. Fasten kann den Umgang damit sehr erleichtern.

Schon immer habe ich mich sehr mit meinem Körper auseinandergesetzt und vieles ausprobiert. In der Pubertät habe ich festgestellt, dass Bewegung und Sport ein wichtiger Hebel für mich sind, um meinen Körper nicht nur fit, sondern vor allem auch schlank zu halten. Als junge Erwachsene kam dann die Ernährung dazu. Es war ein tolles Gefühl, den Körper durch Ernährung steuern zu können – bis es eher krankhaft wurde und ich es nicht mehr im Griff hatte. Ich hatte mir meine eigenen Essensregeln entworfen und wenn ich mich nicht daran gehalten habe, ist eine kleine Welt in mir zusammengebrochen.

Ich habe lange gebraucht, bis Ernährung und Essen nicht mehr so eine riesige und zwanghafte Rolle in meinem Leben gespielt haben. Der wichtigste Schritt dabei war, meinen Körper so anzunehmen und so lieben zu lernen, wie er ist. Das Fasten hat mir sehr geholfen, in diesen Prozess einzusteigen. Damals war ich Ende 20, ich habe gern gekocht, mich vegetarisch ernährt und mit Sport fit gehalten.

Fasten hat mir bewusst gemacht, dass mein Körper eine wahre Wundermaschine ist, dass er so viel mehr kann, als mir überhaupt bewusst ist, und dass ich vor allem auf ihn vertrauen kann. Es laufen so viele biochemische Prozesse in unserem Organismus ab, und wir laufen einfach mit ihm rum, als wenn nichts wäre. Dieses Bewusstsein hat meine Beziehung zu meinem Körper achtsamer gemacht. Ich versuche, viel wertschätzender mit ihm umzugehen und besser auf ihn zu hören. Wenn ich am Nachmittag einen Blähbauch habe, ständig erschöpft und müde bin und keine Energie mehr habe, sind das für mich Signale, und dann weiß ich, dass mein Körper gerade wieder etwas vernachlässigt wurde. Für diese Erkenntnis bin ich sehr dankbar!

Weil ich genauer wissen wollte, was beim Fasten mit unserem Organismus so passiert, habe ich dann nach acht Jahren eigener Fastenerfahrung die Ausbildung zur Fastenleiterin gemacht. Und jetzt bin ich superglücklich, Fastende mit unserer Fastenbox dabei zu unterstützen, sich etwas Gutes zu tun, und ihnen mein Wissen mit diesem Buch weiterzugeben.

Erik

Fasten war für mich lange Zeit nicht wirklich etwas, das mich interessierte – im Gegenteil. Ich war und bin zeit meines Lebens ein schlanker Typ, der sich eher schwertut, ein paar Gramm auf die Rippen zu bekommen. Sport als mein größtes Hobby hat dies weiter gefördert. Trotz allem oder vielleicht gerade deswegen wurde Ernährung im Alter von circa 20 Jahren ein Stück weit ebenfalls zu meinem Hobby. Zunächst in Verbindung mit Fitnesstraining, denn ich merkte, dass ich ohne eine passende Ernährung hier nicht wirklich weiterkam. Später vor allem mit Blick auf die eigene Gesundheit. Der Grund hierfür wurde mir erst später bewusst: In meiner Familie hat Essen schon immer eine große Rolle gespielt. Der Kühlschrank war immer bestens gefüllt und gemeinsam essen mit der Familie war meiner Mutter – genauso wie meiner Großmutter – sehr wichtig. Dabei gab es stets reichlich und ein guter, herzhafter Geschmack stand im Vordergrund. Es wurde immer zum Nachnehmen motiviert, denn »man hatte ja bisher kaum was gegessen«, egal, wie viel man bereits gegessen hatte. Seit ich circa 30 war, bemerkte ich, dass die Gesundheit der meisten meiner Angehörigen unter dem genussreichen Lebensstil bereits stark gelitten hatte. Mein Vater war häufig im Krankenhaus aufgrund unterschiedlichster organischer Beschwerden, mein Onkel bekam die Diagnose Parkinson, meine Mutter hat eine chronische Lungenerkrankung, was zwar mehr auf das Rauchen zurückzuführen ist, für mich jedoch stellvertretend für den nachlässigen Umgang mit der eigenen Gesundheit stand. Mir wurde bewusst, dass der Körper nicht alles einfach so wegsteckt und die eigene Gesundheit zum einen endlich und zum anderen unbezahlbar ist. So kam es, dass ich mich zunehmend mehr mit dem Thema Ernährung aus gesundheitlicher Perspektive auseinandersetzte. Ich wollte mir meine körperliche Gesundheit so gut es ging erhalten. Über unterschiedliche Selbstexperimente mit unterschiedlichen Ernährungsformen – von LoGi (= Low Glycemic Index = Reduktion von einfachen Kohlenhydraten) über vegetarisch und vegan hatte ich vom Fasten gelesen, dass es den Körper resettet und sich auf diverse Arten positiv auf die Gesundheit auswirkt. Daher habe ich mit Anfang 30 das erste Mal gefastet, mit viel Neugier, aber auch mit viel Respekt, da ich nach wie vor ein »Gerne- und Vielesser« war und mir nur schwer vorstellen konnte, nichts Herzhaftes oder Festes zu essen.

Rückblickend war dieses erste Fasten mein wundervollstes. Von der Erfahrung, auch ohne feste Nahrung keinen Hunger zu haben, über das Fastenhoch bis zum Erlebnis ungeahnter Energie beim Aufstieg auf einen kleinen Berggipfel. Seither begeistert mich Fasten als ein Bestandteil gesunder Ernährung. Für noch mehr Verständnis rund um das Thema habe ich kurz darauf eine Ausbildung zum Ernährungscoach gemacht, ein Fitness-Start-up gegründet sowie etwas später gemeinsam mit Britta Fastenrebell ins Leben gerufen und eine Fastenbox für das Fasten zu Hause entwickelt.

The best thing
you can do for yourself
is to invest
in the one who
matters:

YOU!

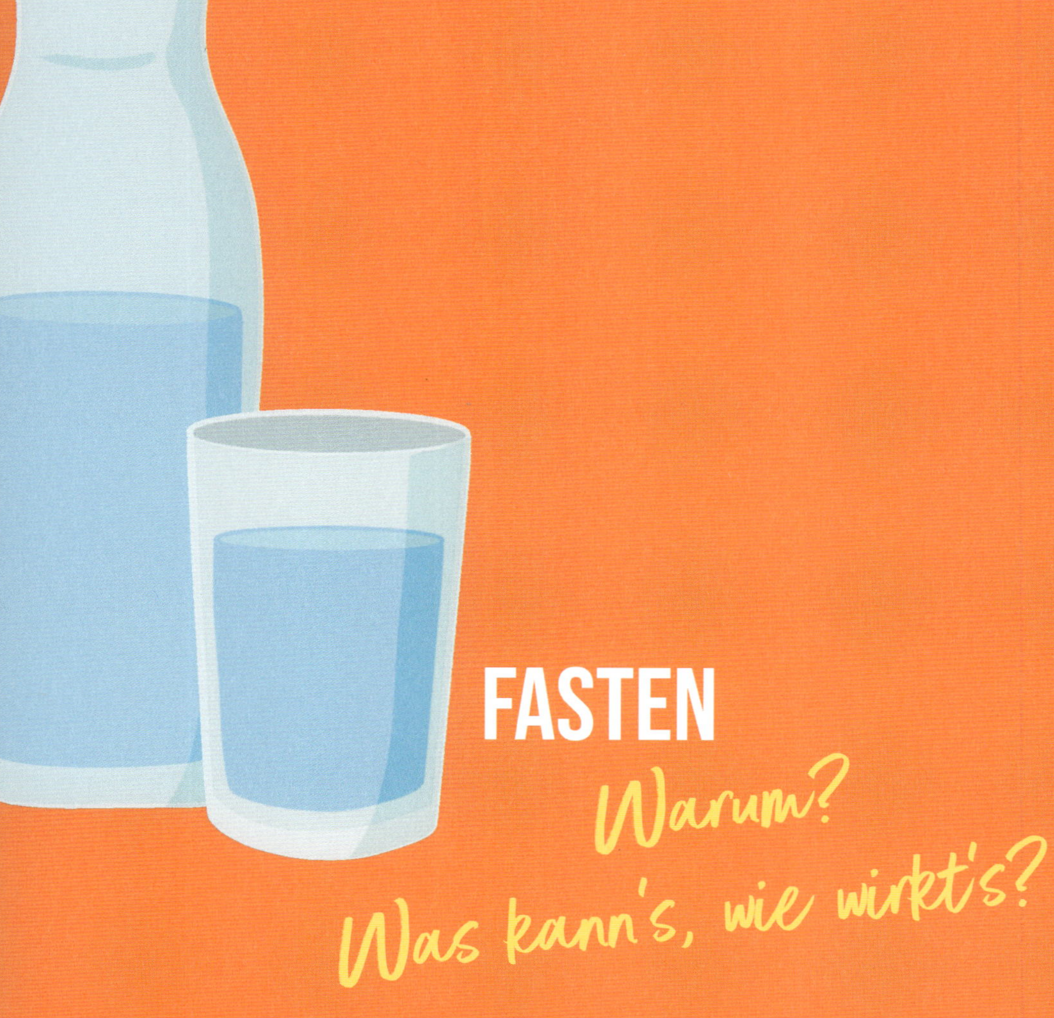

FASTEN

Warum?

Was kann's, wie wirkt's?

FASTEN

… und warum du es unbedingt tun solltest!

Fasten ist etwas Wunderbares. Fasten ist uralt, unglaublich simpel und das Beste, was deinem Körper passieren kann. In einer Gesellschaft, die geprägt ist von Überfluss und Konsum, in der immer alles verfügbar ist, tut es wahnsinnig gut, Körper, Geist und Seele mal wieder zu erden und sich bewusst zu machen, wie wenig man braucht, um glücklich zu sein.
Das Fasten hat unglaublich viele wundersame Facetten und es spricht einiges dafür, dass du es auf jeden Fall auch mal tun solltest.

Essen ist ganz natürlich, Fasten aber auch

Warum wir essen, dürfte dir klar sein. Der Körper braucht Energie und Baustoffe und diese nimmt er in der Regel über die Nahrung auf. Und genauso wie das Essen gehört auch Fasten zur Natur des Menschen dazu. Essen und Nichtessen sind so selbstverständlich in unserem Lebensrhythmus, dass sich eigentlich niemand mehr Gedanken darüber macht. Essen am Tag und Fasten in der Nacht sind nur kleine Beispiele dafür. Wenn du krank bist, hast du instinktiv keinen Appetit. Und das ist auch oft gut so. Der Körper nutzt dann die frei werdende Energie, die er sonst für Verdauungsprozesse benötigt, für die Regeneration. Menschen aller Kulturen und Tiere aller Arten fasten, freiwillig und unfreiwillig. Es ist ein sinnvolles Prinzip, um evolutionsbiologisch vorn zu bleiben. Es hilft uns schon immer, Hungerzeiten leistungsfähig zu überstehen – und kann zudem im Körper regenerative Prozesse anstoßen. Fasten ist in uns allen genetisch verankert. Da es in unserer Gesellschaft aber keine Hungerzeiten mehr gibt, kannst du deinem Körper ganz gezielt und durch bewussten Nahrungsverzicht die Fähigkeit und positiven Effekte des Fastens erhalten.

Fasten kann die Gesundheit fördern

Der freiwillige Nahrungsverzicht ist nicht einfach, denn wir sind ständiges Essen gewohnt. Genau aus diesem Grund ist er auch medizinisch von so großer Bedeutung. Die permanente Nahrungszufuhr überfordert den Körper und kann auf Dauer krank machen. Fasten dagegen ist ein heilsamer Impuls für den Körper. Es stellt die Physiologie auf den Kopf und löst viele Vorgänge und Reaktionen auf Stoffwechselebene aus. So werden etwa spezielle Reinigungsmechanismen angeregt, sozusagen die Müllabfuhr und das Recyclingsystem der Zellen, die sogenannte Autophagie. Fasten kann zudem nachweislich Entzündungen hemmen und hohen Blutdruck senken. Volkskrankheiten wie Diabetes, Übergewicht, Herz-Kreislauf-Erkrankungen und Arthrose können durch Fasten reguliert werden. Und auch für gesunde Menschen ist Fasten eine wunderbare Methode zur Prävention. Fasten wirkt wie Kosmetik von innen, die Haut wird zum Beispiel strahlender und frischer.
Die Erkenntnisse in der Fastenforschung gehen gerade in viele Richtungen. Biochemiker, Krebsforscher, Ernährungswissenschaftler und Genetiker beschäftigen sich mit diesem uralten und gleichzeitig so aktuellen Thema, zu dem es immer wieder unglaubliche neue Erkenntnisse gibt.

Fasten ist Regeneration

Im Gegensatz zu Diäten geht es beim Fasten nicht ausschließlich um eine Gewichtsabnahme, sondern in erster Linie um Ausscheidung und Regeneration. Da keine feste Nahrung und kaum Kalorien von außen zugeführt werden, muss der Körper sich komplett umstellen, um Energie aus sich selbst beziehungsweise den Reserven zu generieren. Dazu bedient er sich aus den Lagern und räumt dabei auch mal ordentlich auf. Vieles, was eigentlich nur so »rumliegt«, wird endlich mal wieder benutzt. Dieser besondere Prozess nennt sich Fastenstoffwechsel, hat positive Effekte bis in die kleinste Zelle und wirkt sich regenerierend auf den ganzen Körper aus. Toll, was der alles kann!

Kümmere dich
um deinen Körper.
Er ist der
einzige Ort, den
du zum Leben
hast.

FASTENSTOFFWECHSEL

Der Fastenstoffwechsel ist ein ganz besonderes Phänomen beim Fasten. Ab dem Zeitpunkt, an dem keine Energie mehr von außen in Form von Essen zugeführt wird, steht der Organismus vor der Herausforderung, sich die notwendige Energie von innen heraus zu holen. Der Körper bedient sich von dem, was vorhanden ist, und schafft es sogar, neue Energie aus sich selbst heraus zu produzieren.

Startsignal des Fastens ist das Abführen. Der Verdauungstrakt wird leer geputzt und das Fasten kann beginnen. Ab jetzt wird keine feste Nahrung mehr zugeführt. Zu Beginn nutzt der Körper noch die Kohlenhydratspeicher. Da unser Körper von Natur aus auf kurze Fastenphasen eingestellt ist, sorgt er dafür, dass dieser Speicher, der sich in der Leber befindet, möglichst immer gefüllt ist. Bei den meisten Menschen reicht er für circa 18 bis 20 Stunden aus, dann ist er leer. Normalerweise haben wir in der Zwischenzeit aber schon längst wieder gegessen und die Speicher konnten aufgefüllt werden.

Beim Fasten ist das anders. Für viele Körper kommt es jetzt zu einer eher seltenen Situation. Die Kohlenhydratspeicher sind leer und neue Energie wird benötigt. Es kommt aber nichts mehr von außen nach. Nun muss der Organismus sich selbst helfen. Und das kann er auch: Vorübergehend greift der Körper auf die Eiweiße zurück und wandelt diese in einem ziemlich komplizierten Prozess in Energie um.

Gleichzeitig beginnt er aber auch mit dem Abbau der gespeicherten Fette, die er von nun an als seine Hauptenergiequelle nutzt. Die Fettsäuren können größtenteils direkt genutzt werden, teilweise müssen sie aber noch umgewandelt werden, dabei entstehen die sogenannten Ketonkörper. Diese sorgen dafür, dass man beim Fasten häufiger mal nach Aceton riecht. Also ein bisschen nach Nagellackentferner. Die gespeicherten Fette, die nun genutzt werden, um Energie zu produzieren, befinden sich in erster Linie im Bauchraum, am Po und an den Hüften. Wer hätte das gedacht? Toll, oder?

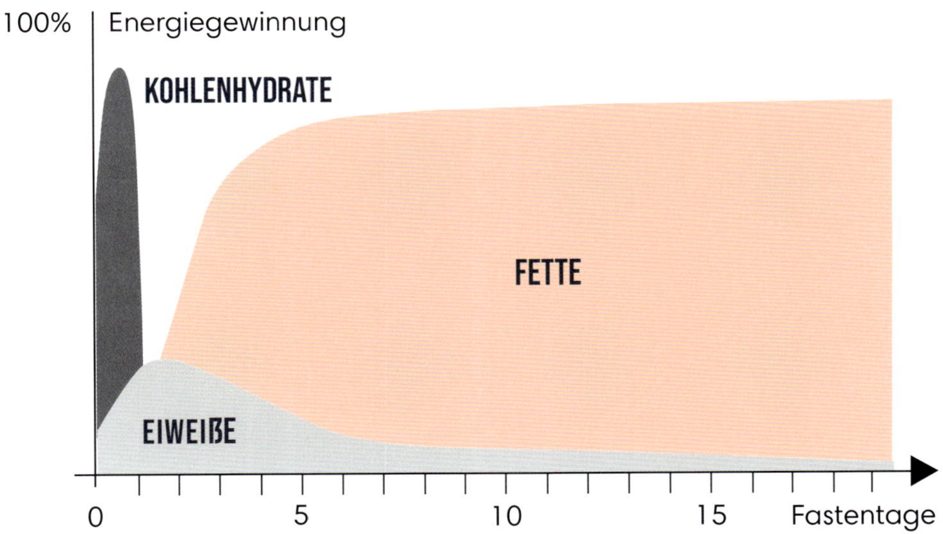

Fasten ist ganzheitlich

Beim Fasten leistet dein Körper ganz allein ganz viel Großes und bewegt sich in viele Richtungen. Und auch dein Geist bleibt dabei nicht stehen. Während der Fastentage hast du die Möglichkeit, dich viel mit dir selbst zu beschäftigen. Diesen Raum solltest du dir unbedingt nehmen und viele Auszeiten nur für dich einplanen. Ruhe, Geborgenheit und Wärme helfen dem Körper während dieser Zeit, allein aus sich selbst zu leben. Die frei werdende Energie während des Fastens gibt dir Zeit und Platz für deine Seele und deinen Geist. Du kannst wieder für Ordnung sorgen, in dir drin mal richtig aufräumen und entrümpeln und damit Platz für Neues schaffen. Nutze diese Kraftquelle oder genieße sie einfach.

Fasten ist Impuls

Für viele ist die Motivation, zu fasten, schnell ein paar Kilos zu verlieren oder auch den Körper einfach mal wieder zu resetten. Beides kann als Impuls in die Nachfastenzeit mitgenommen werden. Nicht selten stellen Fastende nach ihrer Fastenwoche ihre Ernährung um oder versuchen, andere, neue Gewohnheiten in ihrem Alltag zu etablieren. Und mit der Motivation, das Gefühl eines frisch aufgeräumten und gereinigten Körpers möglichst lange beizubehalten, fällt der Einstieg in diese Umstellungen auch meistens relativ leicht.

Eine Erkenntnis, die viele aus dem Fasten mitnehmen, ist die Überzeugung, eine schwierige Situation allein meistern zu können. Denn wer fünf Tage keine feste Nahrung zu sich genommen hat, hat es sich selbst schon ganz schön bewiesen und kann mächtig stolz auf sich sein. Diese »Selbstwirksamkeit« verändert auch das Bewusstsein und macht es leichter, an Veränderungen, egal in welchem Lebensbereich, festzuhalten und diese langfristig durchzuhalten. So kann Fasten auch immer ein Neubeginn von etwas sein und für solche Vorhaben wunderbar genutzt werden.

Fasten macht glücklich

Manchmal dauert es etwas, aber so ab Tag 3 oder 4 verbessert sich die Stimmung und gute Laune kommt auf. Du strahlst und bist zufrieden und ausgeglichen. Bei manchen verwandelt sich diese Stimmung sogar in Euphorie und das sogenannte Fastenhoch entsteht. Auf der einen Seite entsteht dies durch eine ordentliche Portion Glückshormone (Serotonin) und Stimmungsaufheller (Endorphine), die nun vermehrt produziert werden. Auf der anderen Seite fühlt es sich natürlich auch einfach gut an, zu spüren, dass man auch ohne Essen leben kann, dass man an Gewicht verliert und der Bauch schon ab Tag 2 ganz flach ist.

Fasten kann jede*r?

Fast. Menschen mit chronischen Erkrankungen wie zum Beispiel Diabetes, Bluthochdruck, Herzerkrankungen, Depressionen, Gicht, Marcumar-Patient*innen und allgemein Menschen, die dauerhaft Medikamente einnehmen, sollten nur nach ärztlicher Rücksprache oder in einer speziellen Klinik fasten. Schwangere, Stillende, Kinder und Jugendliche, frisch Operierte und Suchtkranke (dazu gehören auch Magersucht- und Bulimiekranke) dürfen nicht fasten. Auch Menschen, die untergewichtig sind, ist Fasten nicht zu empfehlen. Die Untergrenze liegt bei einem Body-Mass-Index (BMI) von 19. Dieser Wert errechnet sich, indem man das Körpergewicht (in Kilogramm) durch die Körpergröße (in Meter) zum Quadrat teilt. Ähnlich sieht es bei starkem Übergewicht aus. Bei einem BMI von über 45 sollte das Fasten sorgfältig abgewogen werden. Nicht selten stecken Essstörungen dahinter, die zuerst behandelt werden müssen.

Im Zweifelsfall und bei Unsicherheiten kläre es auf jeden Fall vorher mit deiner Ärztin oder deinem Arzt ab.

... UND WAS KANN ES SONST NOCH?

FASTEN KANN ...

- die Haut schöner und straffer wirken lassen,
- die Leistungsfähigkeit steigern – körperlich und geistig,
- das Immunsystem stärken,
- dich jünger wirken lassen,
- deine Kreativität und Inspiration fördern,
- für mentale Gesundheit sorgen,
- Allergien und Unverträglichkeiten mildern,
- bei Darmerkrankungen helfen,
- bei Migräne helfen,
- die Augen strahlen lassen,
- die Spermienqualität verbessern,
- den Blutdruck regulieren,
- die Hautdurchblutung verbessern,
- erholsamen Schlaf fördern,
- dein Körpergewicht regulieren,
- Diabetes vorbeugen,
- Konzentration und Merkfähigkeit verbessern,
- Hauterkrankungen verbessern,
- Entzündungen hemmen,
- Schmerzen regulieren,
- deine Stimmung verbessern,
- ein Ansatz sein, um die Fruchtbarkeit zu erhöhen.

Lass dich von dir selbst überraschen.

Expect nothing,
appreciate

EVERYTHING!

FRAGEN

Darf ich überhaupt fasten?

Wenn du gesund bist und dich gut fühlst, steht deinem Fastenerlebnis eigentlich nichts im Wege. Bitte lies dazu aber auch noch mal im Kapitel »Fasten« auf Seite 21 unter »Fasten kann jede*r?« die Kontraindikationen und kläre es bei Bedarf mit deiner Ärztin beziehungsweise deinem Arzt ab.

Ist Heilfasten Buchinger-Fasten?

Ja, Heilfasten ist auch Buchinger-Fasten. Bei unserer Methode nach Buchinger liegt der Schwerpunkt auf Kurzzeitfasten, einem Fasten für Gesunde. Daher ist der Ausdruck »Heilfasten« nicht ganz richtig, da wir ja nichts heilen. Vom Heilfasten spricht man, wenn man über zwei Wochen hinaus und länger fastet, meist unter ärztlicher Anleitung. Das Heilfasten wird hauptsächlich in Kliniken angeboten und dient auch oft zur Linderung und Heilung von Krankheiten. Häufig handelt es sich dabei um Krankheiten wie Diabetes, Bluthochdruck sowie Haut- oder Darmerkrankungen.

Kann ich in meinem Berufsalltag fasten?

Prinzipiell ist das kein Problem, wenn du nicht als Maurer schwer körperlich oder als Busfahrerin oder Hebamme durchgehend hochkonzentriert arbeiten musst. Es kann beim Fasten nämlich zu kleinen Begleiterscheinungen kommen, die dich etwas einschränken können. Idealerweise versuchst du, für deine Fastenwoche die Termin- und Belastungsdichte so gut es geht zu reduzieren, und suchst dir eine ruhigere Woche aus, sodass du dir zwischendurch auch mal kleine Auszeiten gönnen kannst. Denn beim Fasten geht es ja schließlich nicht zuletzt darum, sich mal wieder etwas mehr um sich selbst zu kümmern.

Kann ich mit kleinen Kindern fasten?

Unbedingt! Es kann losgehen! Natürlich kann es mit Kindern noch mal eine besondere Herausforderung sein. Vielleicht musst du ihnen das Essen zubereiten und wahrscheinlich werden sie wie immer deine Aufmerksamkeit einfordern. Aber das soll kein Grund sein, die nächsten 14 Jahre nicht zu fasten. Versuche, es ihnen zu erklären und sie in deine kleinen Auszeiten miteinzubeziehen. Ein Fußbad zum Beispiel mögen auch Kinder sehr gerne. Schaffe dir aber Freiräume nur für dich, in denen sich jemand anderes um die Kinder kümmert. Und wenn du nach deiner Fastenwoche mit viel neuer Energie durchstartest, haben auch deine Kids ganz viel davon. Glückliche Eltern – glückliche Kinder!

Wie unterscheidet sich Fasten von Diät?

Klassische Diäten zielen häufig auf den reinen Gewichtsverlust ab. Dieser ist beim Fasten jedoch nur ein positiver Nebeneffekt. Beim Fasten geht es vielmehr darum, dem Körper einen ganzheitlichen Reset zu ermöglichen und sich auf allen Ebenen wieder ins Gleichgewicht zu bringen.

Wie viel Gewicht verliere ich beim Fasten?

In der Regel verlierst du bei einer fünftägigen Fastendauer circa drei bis fünf Kilogramm. Davon sind allerdings mindestens zwei Kilogramm Wasser, die durch das fehlende Salz in der Fastenverpflegung zustande kommen und in den Aufbautagen meistens wieder zurück sind. Hinzu kommt das Ausgangsgewicht der Fastenden. Je nach Körpergewicht gibt der Körper das ab, was er abgeben kann. Ein sehr schlanker Mensch verliert vielleicht nur zwei Kilo in einer Woche, ein korpulenterer Typ dagegen möglicherweise fünf Kilo.

VORBEREITUNG

Mach dich bereit!

VORBEREITUNG

Es geht los, bevor es losgeht!

NO. 1

Eine gute Vorbereitung ist verdammt wichtig und hilft ungemein, ins Fasten reinzukommen. Deshalb beginne damit frühzeitig.

Stell dir vor, du bist noch nie einen Marathon gelaufen, und jetzt möchtest du es mal ausprobieren. Würdest du unvorbereitet in dieses Ereignis starten? Nun, das kannst du schon machen, es kann aber ordentlich danebengehen! Eine gute Vorbereitung ist echt Gold wert, wenn nicht sogar entscheidend, und gibt dir bereits am Start ein gutes Gefühl. Genauso ist es beim Fasten. Die Vorbereitung geht bereits vor dem ersten Fastentag schon los. Alles beginnt häufig mit einem Gedanken, vielleicht getriggert durch Freunde, Berichte oder anderweitig. Mit der Entscheidung fürs Fasten können gemischte Gefühle aufkommen. Eine Mischung aus Vorfreude, Aufregung und vielleicht auch ein bisschen Respekt ist ganz normal. Dem gegenüber steht die motivierende Vorstellung davon, wie du dein Ziel erreichst – also dass du den letzten Fastentag erfolgreich beendest oder eben als Läufer*in über die Ziellinie kommst.

Wie bereitest du dich nun auf deine Fastenwoche vor? Wahrscheinlich wirst du fleißig im Internet recherchieren, Freunde, die bereits gefastet haben, interviewen oder auch das eine oder andere Fastenbuch kaufen. Wie es so ist: Je mehr du dich mit einem Thema beschäftigst, umso mehr Fragen kommen auf. Und das ist gut so: Jetzt steckst du mittendrin, suchst die Antworten und bereitest dich ganz automatisch auf das Fasten vor. Was brauche ich alles zum Fasten? Worauf muss ich achten? Wie möchte ich fasten und wann sollte ich es tun?

Für eine gelungene Fastenwoche helfen die folgenden grundsätzlichen Fragen, dich ideal darauf vorzubereiten:

- **Was ist meine Motivation/mein Ziel?**
- **Faste ich allein, mit Fastenpartner*in oder in der Gruppe?**
- **Bleibe ich zu Hause oder fahre ich weg?**
- **Wann starte ich mit der Fastenwoche?**

Um diese Fragen leichter zu beantworten, haben wir dir im Folgenden zu jeder Frage ein paar Denkanstöße zusammengefasst und geben dir gleichzeitig die Möglichkeit, Notizen dazu zu machen. Wenn diese Punkte dann für dich klar sind, hast du den wichtigsten Schritt getan und das Fasten wird konkreter.

Danach geht es darum, das notwendige Equipment für deine Fastenwoche zu besorgen. Auch dazu haben wir in diesem Kapitel einiges vorbereitet und erklären dir genau, was du alles benötigst. Im Anschluss kannst du dann deine ganz individuelle Einkaufsliste erstellen, um auch die letzten Vorbereitungen zu treffen und Körper und Kopf auf das Fasten einzustimmen.

Was ist meine Motivation/mein Ziel?

Die Motivation zu fasten kann aus ganz unterschiedlichen Richtungen kommen. So könnte deine Motivation beispielsweise sein, dass du dich in den letzten Wochen bei deiner Ernährung etwas hast gehenlassen und du jetzt deinem Körper was Positives gönnen möchtest. Daher ist es dein Ziel, deine Essgewohnheiten wieder ins Gleichgewicht zu bringen und hierfür mit einer Fastenwoche die besten Voraussetzungen zu schaffen und den Einstieg zu erleichtern.

Im Folgenden hast du Raum, um deine Motivation und dein Ziel zu formulieren. Idealerweise formulierst du dein Ziel so konkret wie möglich, damit du im Nachhinein weißt, ob du es erreicht hast. Für unser beispielhaftes Ziel würde das bedeuten, dass du dir möglichst genau überlegst, was für dich eine ausgeglichene Ernährung ist. Bezieht sich das auf die Auswahl deiner Lebensmittel, das Weglassen oder Hinzufügen von Lebensmitteln, Essenszeiten oder -mengen oder anderes?

MEINE MOTIVATION

....

....

....

....

....

....

....

MEIN ZIEL

- ○ Reset
- ○ Auszeit/Me-Time
- ○ Mehr Energie
- ○ Allergien/Unverträglichkeiten regulieren
- ○ Magen, Darm, Verdauungstrakt regulieren
- ○ Ernährungsumstellung/Gewichtsreduktion
- ○ Mentale Gesundheit
- ○ »Ich wollte das schon immer mal machen!«
- ○ anderes Ziel:

....

....

Ganz konkret bedeutet das für mich:

....

....

....

....

....

....

....

....

Faste ich alleine oder mit anderen?

Das ist Typsache. Bist du gerne in Gesellschaft oder bist du lieber für dich und mit dir allein? Beides ist gut und richtig, denn du sollst dich wohlfühlen. Die kleine Auflistung unten soll dir einen Überblick verschaffen und dir weiterhelfen. Wähle die dir wichtigen Aspekte und addiere für diese die Anzahl der Punkte in der jeweiligen Spalte zusammen. Die höchste Punktzahl zeigt dir, ob du eher allein, mit Partner*in oder in der Gruppe fasten willst.

FINDE ES HERAUS

	allein	mit Partner*in	in der Gruppe	ist mir wichtig
Motivation		•	• •	○
Flexibilität	• •	•		○
Erstfaster		•	• •	○
Kosten	• •	• •		○
professionelle Begleitung			• •	○
Austausch		•	• •	○
Fokus auf sich	• •			○
Summe				

TIPP

Eine Mischung aus Fasten allein und gemeinsam ist das Onlinefasten. Eine Fastenleiterin oder ein Fastenleiter führt bei regelmäßigen Onlinetreffen die Fastenden durch die Woche. Dieses Format bietet dir die Vorteile des Austausches und der Motivation durch andere in Kombination mit Expertenwissen.

Bleibe ich zu Hause oder fahre ich weg?

Natürlich hat beides seine Vor- und Nachteile. Bei dieser Frage geht es sehr um deine persönlichen Vorlieben und auch darum, was du dir in der Fastenwoche wünschst und gönnen möchtest.

PRO ZU HAUSE

- Dein gewohntes Umfeld: dein Bett, deine Küche, deine Menschen …
- Du musst keinen Urlaub nehmen.
- Du hast die Möglichkeit, Dinge schon in der Fastenwoche anders zu machen und so gleich in deinem Alltag zu etablieren.

PRO WEGFAHREN

- Du bist raus aus dem Alltag und hast mehr Zeit für dich.
- Du bekommst neue Impulse durch eine andere Umgebung.
- Du bist weg von allen und allem.

Wann starte ich?

Es gibt nicht den perfekten Zeitpunkt fürs Fasten. Wenn du auf diesen Moment wartest, wirst du wahrscheinlich nie fasten. »An dem Wochenende ist ein Geburtstag, in der Woche bin ich beruflich unterwegs und da habe ich einen Workshop …« Irgendwie ist doch immer was. Am besten, du suchst dir einfach eine noch relativ freie Woche aus und markierst sie fett rot im Kalender. Und wenn dann die Einladung zum Geburtstag kommt, gehst du halt trotzdem hin – man kann auch mit Wasser oder Tee anstoßen! Wenn du von zu Hause aus fastest, solltest du für deine Fastenwoche und auch schon für die Einstimmung (circa eine Woche vor Fastenbeginn) eine etwas ruhigere Zeit auswählen. In dieser Woche sollten deine Termine überschaubar sein und du solltest Zeitfenster einplanen können, um Dinge für dich zu tun. Da am ersten Fastentag das Abführen auf dem Programm steht, solltest du an diesem Tag auf jeden Fall zu Hause beziehungsweise in WC-Nähe sein. Ob du während der Fastenzeit Urlaub nimmst oder arbeitest, das ist dir überlassen. Es ist beides möglich. Manche gönnen sich auch nur ein, zwei freie Tage und kombinieren so Urlaubs- mit Arbeitstagen. Auch wenn du zum Fasten wegfährst, ist es gut, in der Woche vor Anreise und Fastenstart schon etwas mehr an sich zu denken und sich entsprechend auf das einzustimmen, was da kommt. Was du genau zur Vorbereitung machen kannst, erfährst du auf den folgenden Seiten.

MEIN STARTTERMIN

....

TIPP

Wenn du während deiner Fastenwoche arbeitest, eignet sich der Donnerstag prima als Entlastungstag. Am Freitag solltest du dir zum Glaubern allerdings freinehmen. So kann dein Körper sich am Wochenende ganz in Ruhe umstellen. Am Montag hast du dann deinen vierten Fastentag – da ist in der Regel die Kombi »Arbeiten und Fasten« auch für Anfänger*innen kein Problem mehr.

The best time
for new beginnings is

NOW.

Um den Körper, die Seele und den Geist langsam auf das Fasten einzustimmen, solltest du schon eine Woche vor Fastenstart folgende Punkte berücksichtigen:

- von Stress und Ärger lösen,
- einige Tage vorher die Nahrungsmenge reduzieren und auf »Lustnaschen« verzichten,
- hauptsächlich Gemüse und Obst essen,
- Fett, Salz, Zucker, Fleisch und Weißmehl reduzieren,
- viel, viel Wasser trinken,
- Konsum von Kaffee, Schwarz- und Grüntee reduzieren und spätestens ab dem zweiten Tag vor Fastenbeginn komplett weglassen.

Ganz wichtig: die Vorfreude!

Diesen Abschnitt kannst du ausschneiden und als kleine Stütze schon eine Woche vor Fastenstart an den Kühlschrank, Spiegel oder dorthin hängen, wo du häufig vorbeikommst ;)

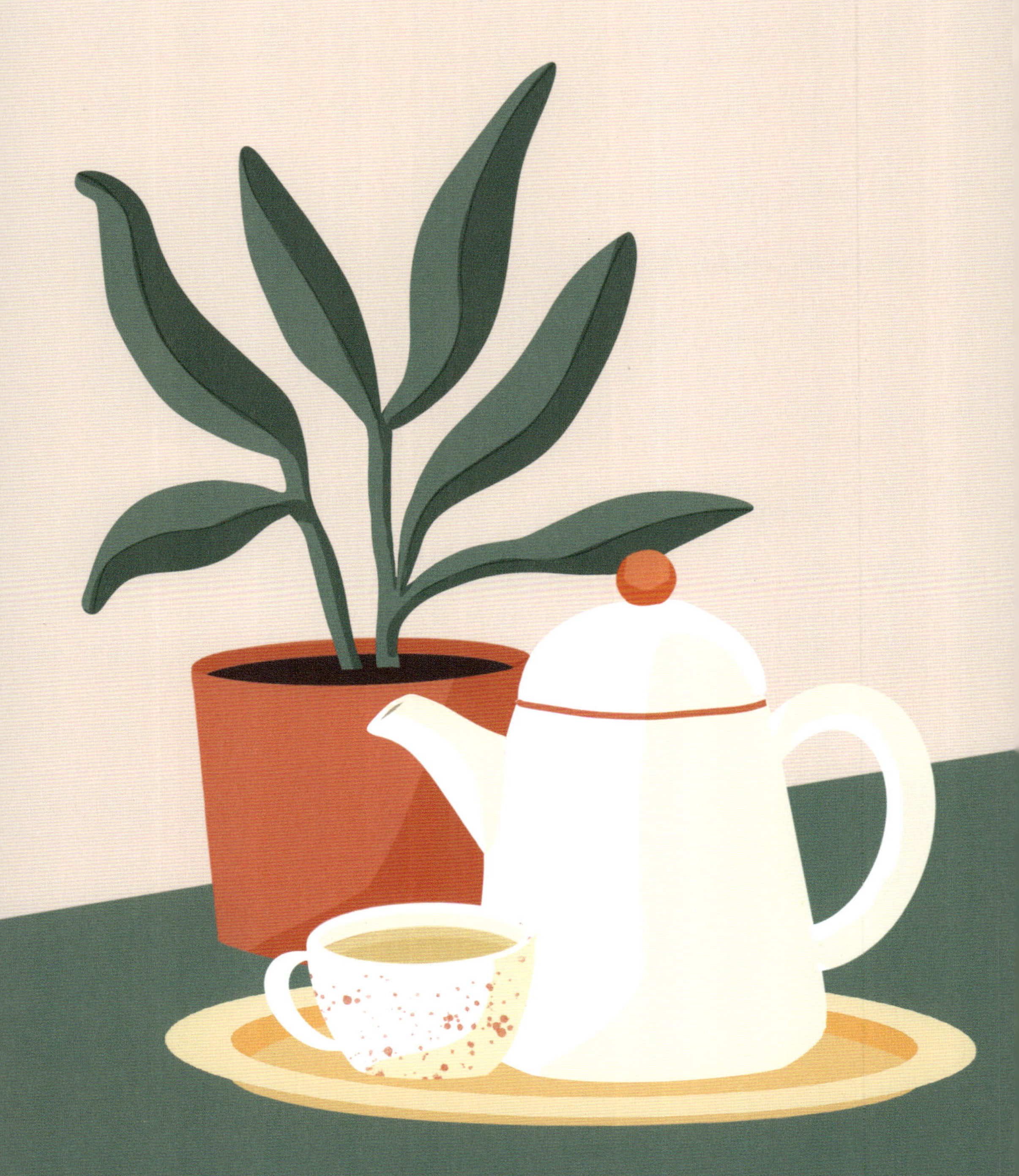

VERPFLEGUNG

Was brauche ich alles zum Fasten?

- Circa 10 l stilles Wasser aus der Leitung oder Flasche,
- verschiedene Sorten Kräutertee,
- circa 1,5 l Obst- und Gemüsesaft ohne Zuckerzusatz,
- circa 2 l Gemüsebrühe ohne Salz und Fett,
- circa 4 ungespritzte Zitrusfrüchte, zum Beispiel Zitrone, Grapefruit, Orange,
- 1 Glas Honig,
- 20–40 g Glaubersalz (oder Alternative).

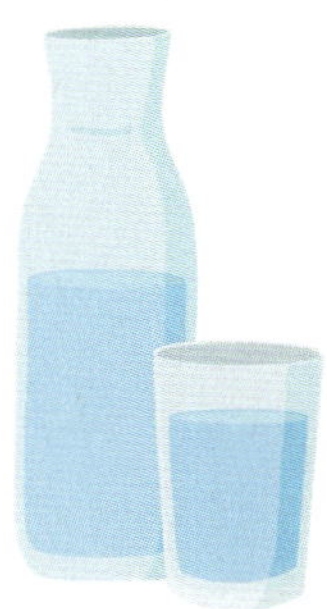

WASSER

Das wichtigste Nahrungsmittel, auch während des Fastens, ist Wasser. Viel Wasser! Du solltest circa 2 Liter davon am Tag trinken – zusätzlich zu Tee, Saft und Brühe. Es sorgt dafür, dass vor allem der Fastenstoffwechsel reibungslos funktioniert. Ob du genug Wasser trinkst, kannst du ganz einfach an deiner Urinfarbe erkennen. Beim Fasten sollte dein Urin fast farblos sein. Damit das einfache Wasser auf Dauer nicht langweilig schmeckt, kannst du es gerne mit Obst, Gemüse oder Kräutern pimpen. Zitronen- oder Gurkenscheiben, Ingwer oder Basilikum können ein Glas Wasser sehr schmackhaft machen. Aber nicht die Gurke essen ;-)

TEE

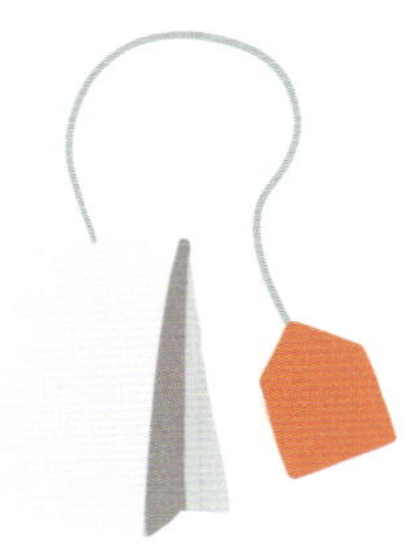

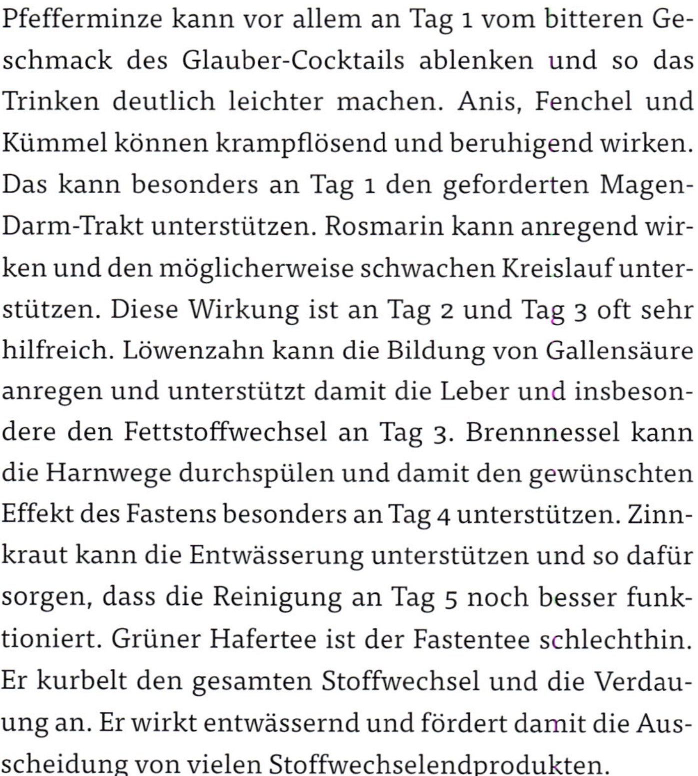

Tee spielt beim Fasten eine sehr große Rolle. Bestimmte Kräutertees können je nach Fastenphase den Fasteneffekt positiv unterstützen. Auf schwarzen und grünen Tee sowie Früchtetee sollte verzichtet werden. Im Bioladen oder Reformhaus gibt es reine Kräutertees oder auch spezielle Kräuterteemischungen.
Pfefferminze kann vor allem an Tag 1 vom bitteren Geschmack des Glauber-Cocktails ablenken und so das Trinken deutlich leichter machen. Anis, Fenchel und Kümmel können krampflösend und beruhigend wirken. Das kann besonders an Tag 1 den geforderten Magen-Darm-Trakt unterstützen. Rosmarin kann anregend wirken und den möglicherweise schwachen Kreislauf unterstützen. Diese Wirkung ist an Tag 2 und Tag 3 oft sehr hilfreich. Löwenzahn kann die Bildung von Gallensäure anregen und unterstützt damit die Leber und insbesondere den Fettstoffwechsel an Tag 3. Brennnessel kann die Harnwege durchspülen und damit den gewünschten Effekt des Fastens besonders an Tag 4 unterstützen. Zinnkraut kann die Entwässerung unterstützen und so dafür sorgen, dass die Reinigung an Tag 5 noch besser funktioniert. Grüner Hafertee ist der Fastentee schlechthin. Er kurbelt den gesamten Stoffwechsel und die Verdauung an. Er wirkt entwässernd und fördert damit die Ausscheidung von vielen Stoffwechselendprodukten.

Alle Teesorten vorrätig zu haben, ist nicht notwendig. Vielleicht suchst du dir ein bis zwei Sorten heraus. Dazu noch eine Fastenteemischung, und du bist perfekt ausgerüstet.

TIPP

Gieße deinen Tee mit mehr Wasser als gewöhnlich auf. Meist genügt 1 Teebeutel oder 1 Teelöffel loser Tee für eine ganze Kanne. Denn gerade beim Fasten reagieren deine Geschmacksnerven viel sensibler.

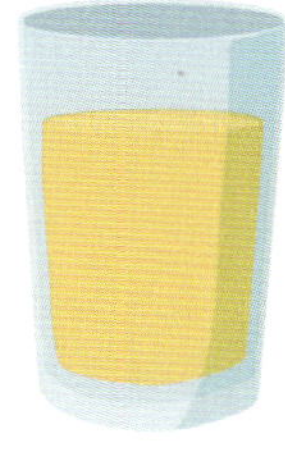

OBST- UND GEMÜSESAFT

Täglich darfst du einen Obst- und Gemüsesaft (circa 250 Milliliter) zu dir nehmen. Die Säfte kannst du ganz nach deinem persönlichen Geschmack aussuchen. Mix doch mal den Karotten- mit Apfelsaft und einem Schuss Ingwer oder den Kirschsaft mit Roter Bete und einem Spritzer Zitrone. Lass deiner Kreativität freien Lauf. So können die leckersten Cocktails entstehen. Achte darauf, dass es sich bei den Säften um 100 Prozent Direktsaft ohne Zuckerzusatz handelt und dass es gepresste Säfte und keine Smoothies sind. Der Saft versorgt dich nicht nur mit Mineralstoffen und Spurenelementen, sondern sorgt durch seinen natürlichen Zuckergehalt auch für einen kleinen Energiekick.

BRÜHE

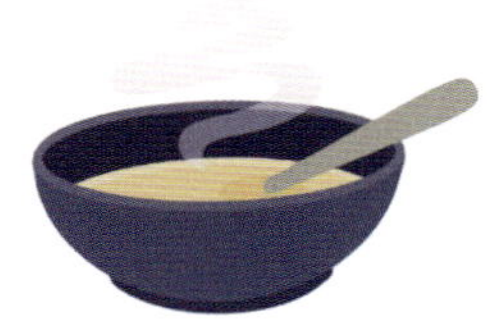

Eine weitere »Hauptmahlzeit« während deiner Fastenwoche ist die Gemüsebrühe. Davon darfst du täglich circa 300 Milliliter zu dir nehmen. Die Brühe kannst du aus frischen Zutaten ganz einfach selbst zubereiten. Das Rezept dazu findest du auf der folgenden Seite. Die Brühe sorgt dafür, dass dein Körper weiterhin mit allen wichtigen Mineralstoffen versorgt ist.

Rezept Gemüsebrühe

Für die Gemüsebrühe können alle Sorten von Gemüse wie zum Beispiel Kartoffeln, Zwiebeln, Karotten, Sellerie, Pastinaken, Lauch, Fenchel, Tomaten, Petersilienwurzel oder auch Pilze verwendet werden. Das kannst du ganz nach deinem Geschmack entscheiden. Da für die klassische Fastenbrühe kein Salz verwendet werden darf, sind Kräuter sehr wichtig, um den Geschmack der Brühe zu verfeinern. Hierfür eignen sich Kräuter und Gewürze wie Wacholderbeeren, Lorbeerblätter, Liebstöckel, Pfefferkörner, Petersilie, Basilikum oder deine Lieblingsgewürze.

ZUBEREITUNG

Schneide das Gemüse in walnussgroße Stücke, brate es zusammen mit den Kräutern in einem Topf mit etwas Öl kurz an. Gieße das Ganze mit Wasser im Verhältnis von drei Teilen Gemüse zu einem Teil Wasser auf. Bei niedriger Temperatur lässt du die Gemüsebrühe 4 bis 6 Stunden köcheln. Anschließend siebst du die Flüssigkeit durch. Das ausgekochte Gemüse kannst du entsorgen, übrig bleibt die Brühe.

TIPP

Wenn deine Küche nicht zum Kochen da ist und du nicht weißt, womit du das Gemüse schneiden sollst, kannst du trotzdem fasten! Wir haben hier mehrere Ideen für dich: 100 ml Gemüsesaft (Tomate oder Ähnliches) mit heißem Wasser aufgießen, Instant-Gemüsebrühe ohne Salz verwenden oder »Fastenbox« googeln.

ZITRUSFRÜCHTE

Jederzeit während des Fastens darfst du Zitronenschnitze oder andere Zitrusfrüchte wie Orange oder Grapefruit auslutschen. Vorsicht: NICHT ESSEN! Die Zitrusfrüchte liefern einen frischen Geschmack und auch Vitamine, die den Reinigungsprozess positiv beeinflussen können. Außerdem macht sauer ja bekanntlich lustig! Und ein bisschen lustig zu sein, kann nie schaden.

HONIG

Jeden Tag darfst du 1–2 TL Honig zusätzlich zur Fastenversorgung zu dir nehmen. Er dient beim Fasten nicht nur als schneller Energiespender, sondern kann auch die Prozesse beim Fasten ordentlich anfeuern. Die Glukose im Honig sorgt für eine rasche Verbrennung der Ketonkörper im Blut und versorgt gleichzeitig das Gehirn mit Nahrung. Der Honig regt also den Fettstoffwechsel an. Ein guter Bio-Honig ist dazu noch reich an Vitaminen und Mineralstoffen. Greif ruhig mal nach dem hochwertigen Glas im Regal – das wird deine Praline an jedem Fastentag.

GLAUBERSALZ

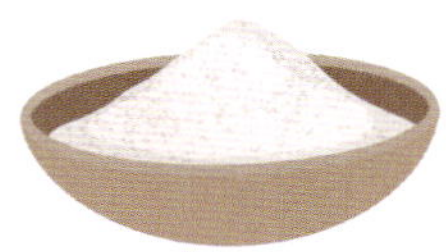

Der Start ins Fasten gelingt am besten mit einer gründlichen Darmentleerung. Mit Glaubersalz funktioniert das ganz unproblematisch. Für deine persönliche Dosierung nutze die Tabelle auf Seite 87, dort wird auch die genaue Anwendung beschrieben. Solltest du kein Glaubersalz zu dir nehmen können oder wollen, gibt es natürliche Alternativen wie Sauerkrautsaft oder fermentierte Pflaumen. Falls du unter einer akuten Gastritis, Gastroenteritis oder unter Migräne leidest, ist Bittersalz (Passagesalz, Magnesiumsulfat) eine gute Alternative. Dieses bekommst du, genauso wie das Glaubersalz, in der Apotheke.

NO. 2

Mach dir deine Woche schön! Plane Dinge, die dir Spaß machen. Geh mal wieder in die Sauna oder buche eine Massage. Kaufe ein gutes Buch oder mach was Kreatives. Aber denke auch immer daran: Alles kann, nichts muss!

Was brauche ich außerdem?

- Wärmflasche für den Leberwickel
- Irrigator mit 40 cm Darmrohr, erhältlich in der Apotheke
- Mundziehöl für die Mundpflege aus dem Drogeriemarkt, oder ein anderes hochwertiges Öl wie Olivenöl, Sesamöl oder Kokosöl
- Zungenreiniger oder Teelöffel für die Mundhygiene
- Basenbad für den körperlichen Ausgleich, aus dem Reformhaus oder der Apotheke
- Pflanzliches Körperöl/Lotion zur Hautpflege
- Körperbürste oder Peelinghandschuh zur Hautpflege und -aktivierung

Alle Produkte auf dieser Seite sind kein »Muss«. Lies hierzu das Kapitel »Rituale« und entscheide dann, was du ausprobieren möchtest und dazu wirklich brauchst.

EINKAUFSLISTE

Was mag ich noch einkaufen?

MEINE LISTE

Hier kannst du deine persönliche Einkaufsliste anlegen, mit allem, was du für deine Fastenwoche benötigst beziehungsweise noch besorgen möchtest. Wenn du auf die Seiten 74–81 vorblätterst, kannst du die Zutaten für den Entlastungstag und die Aufbautage hier gleich mit auflisten.

....

....

....

....

....

....

....

....

....

....

....

FRAGEN

Darf ich Ergänzungsmittel zu mir nehmen?

Wir empfehlen dir, dich von allem zu lösen und auf alles, was nicht lebensnotwendig ist, während der Fastentage zu verzichten. Wenn die Ergänzungsmittel für deine Gesundheit nicht zwingend notwendig sind, kannst du deinem Körper gerne mal eine Auszeit gönnen und ihn einfach mal machen lassen. Solltest du die Mittel von deiner Ärztin/deinem Arzt oder deiner Heilpraktikerin/deinem Heilpraktiker verschrieben bekommen haben, sprich es auf jeden Fall noch einmal vorab mit ihnen durch, ob eine Einnahmenpause sinnvoll ist oder nicht.

Soll ich meine Medikamente weiternehmen?

Generell solltest du deine Medikamente auch während der Fastenwoche weiternehmen. Wenn du diese regelmäßig einnehmen musst, empfehlen wir dir, vorher mit deiner Ärztin/deinem Arzt abzuklären, ob Fasten für dich und deine Beschwerden das Richtige ist und ob du eventuell die Dosierung deiner Medikamente anpassen musst. Beim Fasten verändert sich dein Stoffwechsel, was sich wiederum auf die Wirkung der Medikamente auswirken kann.

Muss ich Zusatzpräparate einnehmen?

Nein, musst du nicht. Schüßler-Salze, Heilerde oder Basenpulver werden von manchen Fastenleiter*innen empfohlen. Wir finden aber: Eines der Ziele in der Fastenwoche sollte es sein, dass dein Körper ganz allein sein Gleichgewicht findet, ohne von Zusatzprodukten abgelenkt zu werden. In einen Mangelzustand kommt dein Körper bei einer fünftägigen Fastenwoche in der Regel nicht. Deshalb lass ihn ruhig mal machen.

Warum darf ich keinen Kaffee trinken?

Kaffee regt die Produktion von Magensäure an und löst somit Hunger aus. Zudem ist Kaffee ein Genussmittel, das wie Zigaretten, Alkohol oder Zucker zu den Suchtgiften zählt. Davon solltest du dich während der Fastenwoche verabschieden. Und vielleicht kannst du dich hinterher sogar ganz davon frei machen oder zumindest den Wiedereinstieg in die »Abhängigkeit« ein wenig hinauszögern. Es ist ein tolles Gefühl, wenn man auch ohne Kaffee morgens wach sein kann.

Darf ich so viel Saft trinken, wie ich möchte?

Nein. Denn der Saft enthält sehr viele Kalorien. Mit ihm und dem Honig nimmst du am Tag den größten Anteil der Kalorien zu dir. Beim Fasten solltest du aber die Kalorienzufuhr von circa 350 Kilokalorien (kcal) nicht überschreiten, mit einem Glas Saft kommst du schon auf ca. 130 kcal. Wenn du zu viele Kalorien zu dir nimmst, kommst du aus dem Fastenstoffwechsel, die Energie wird wieder von außen zugeführt und die Fette bleiben in ihren Fettdepots.

Wie lang darf/sollte ich fasten?

Wenn du noch nie gefastet hast, empfehlen wir dir, ganz klassisch mit fünf Fastentagen zu starten. Falls du am vierten oder fünften Fastentag feststellst, dass du gerne verlängern würdest, kannst du auch noch ein paar Tage dranhängen. Wir haben in unseren Fastenkursen schon oft die Erfahrung gemacht, dass Fastende sich während des Fastens noch überlegen, die Fastenzeit zu verlängern. Ganz wichtig: Höre auf deinen Körper, er wird dir schon sagen, wann es reicht. Bis zu zehn Tage kannst du ohne Weiteres fasten. Wenn du eine längere Fastenphase vorhast, sprich es vorher mit deiner Ärztin oder deinem Arzt ab.

Muss ich aufs Rauchen verzichten?

Müssen musst du nichts. Beim Fasten geht es aber insbesondere darum, deinen Körper zu entlasten, von Schadstoffen zu befreien und deinen Stoffwechsel anzukurbeln. Sicherlich kannst du dir vorstellen, dass das Nikotin diesen Vorgang verlangsamt und das Gegenteil bewirkt. Zudem wirkt Nikotin in einer Fastenwoche, aber auch in den Aufbautagen stärker als gewohnt. Auch berichten Raucher, dass durch die Verschärfung des Geschmackssinns die Zigarette gar nicht mehr so gut schmeckt.
Sollte es dir absolut schwerfallen, die Zigaretten wegzulassen, dann quäl dich nicht unnötig. Beobachte besser, wann du jeweils Lust auf die Zigarette hast, und frage dich, ob es dir möglich ist, auf diese eine Zigarette (z. B. am Morgen oder nach dem Essen) zu verzichten. Die Fastenwoche kann dir nämlich auch helfen, ungeliebte Gewohnheiten zu durchbrechen.

Ist alkoholfreies Bier erlaubt?

Nein, wir empfehlen es nicht. Ähnlich wie Kaffee oder Früchtetee kann ein alkoholfreies Bier Lust auf mehr machen und Hunger auslösen. Zudem zählt alkoholfreies Bier zu den Genussmitteln, auf die während einer Fastenwoche verzichtet werden soll.

Ist das Fasten schon gebrochen, wenn ich beim Kochen für die Familie eine Nudel probiere?

Nein, ist es nicht. Einmal tief durchatmen, drüber lachen und weiter geht es. Wenn man im Alltag fastet, kommt es nicht selten vor, dass man das Fasten auch mal vergisst. Und dann landet eine Rosine, die beim Müslimachen neben der Schale landet, auch schnell mal im Mund.

Soll ich Essen mit Freunden/Familie meiden?

Das ist ein bisschen typabhängig. Wenn dir der bloße Gedanke an das Essen mit deiner Familie oder Freunden schon Schweiß auf die Stirn treibt, dann solltest du dich lieber fernhalten. Vielleicht ist es dann auch ratsam, das nächste Mal eine Fastenwoche mit einem Fastenurlaub zu verbinden, wo alle in der Gruppe im gleichen Boot sitzen und fasten.

Ansonsten spricht selbstverständlich nichts dagegen, deinen Saft oder deine Suppe mit deinen Lieben gemeinsam zu genießen. Aus unserer Erfahrung macht es den meisten Fastenden nichts aus, sich zu essenden Menschen zu gesellen. Wenn die ersten zwei Tage rum sind, der Stoffwechsel sich eingestellt hat und man sich auch im Kopf auf die Fastenwoche eingelassen hat, klappt das meist erstaunlich gut. Im Gegenteil, es stärkt das Selbstbewusstsein und regt die Vorfreude auf die Zeit danach an.

Sind Kaugummis oder Bonbons erlaubt?

Nein. Wusstest du, dass deine Verdauung bereits im Mund beginnt? Das heißt, dass sobald du Nahrung oder einen Kaugummi oder ein Bonbon im Mund hast, sich die Verdauungssäfte des Magens vorbereiten. Versuche darauf zu verzichten. Es könnte nur unnötig Hungerattacken auslösen und Lust auf mehr machen. Wenn du einen komischen Geschmack im Mund hast, empfehlen wir dir eine Zungenreinigung mit Ölziehen und anschließendem Zähneputzen. Auch eine Zitrone zwischendurch zu lutschen verbessert den Geschmack in deinem Mund.

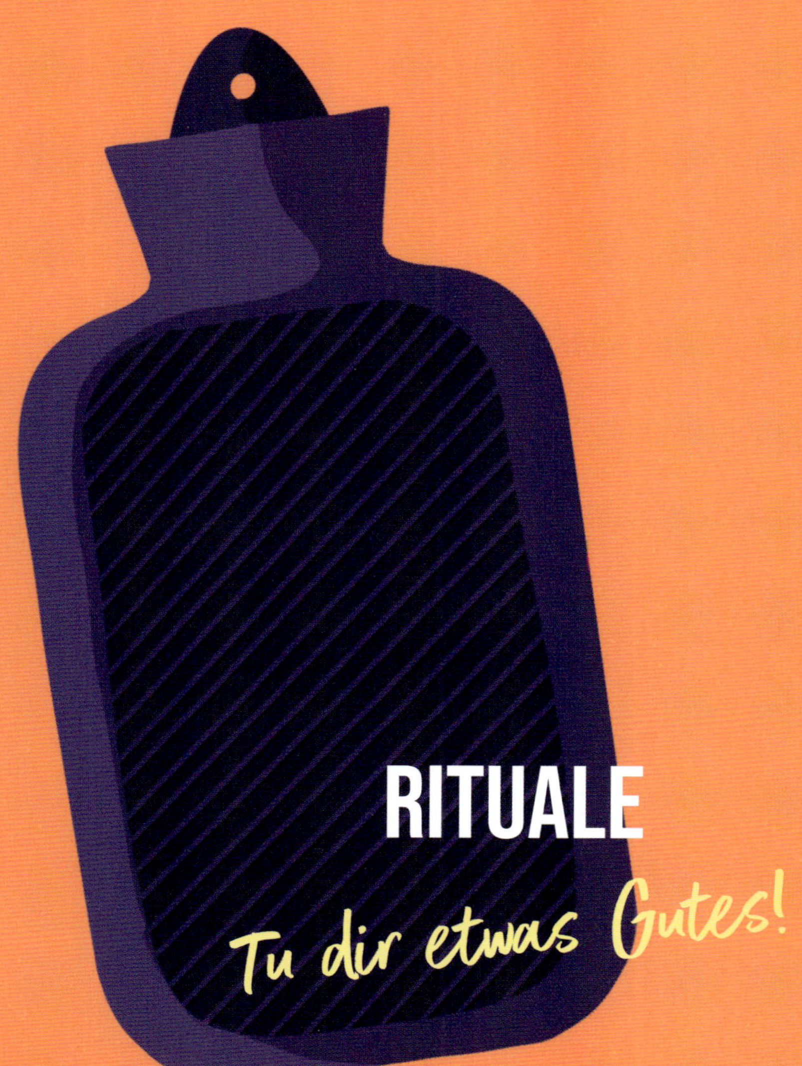

RITUALE

Tu dir etwas Gutes!

RITUALE

Kümmere dich um dich

NO. 3

Kleine unterstützende Rituale können dich durch die Fastenwoche tragen und zur täglichen Routine werden. Wenn es dir guttut, mach weiter und nimm die Rituale mit in deinen Alltag.

Während der Fastentage ist es gut, die Fastenwirkung mit ein paar Ritualen zu unterstützen und so dem Körper bei der Regeneration zu helfen. Die wichtigsten Ausscheidungsorgane beim Fasten sind der Darm, die Haut, die Lunge, die Leber und die Nieren. Durch verschiedene Aktivitäten kannst du diesen Organen Gutes tun und ihre Funktion fördern. Die wirksamsten und beliebtesten Rituale erklären wir dir auf den folgenden Seiten genauer:

RITUALE

- Einlauf
- Leberwickel
- Zungenreinigung
- Ölziehen
- Basisches Fußbad
- Bürstenmassage
- Kalter Knieguss (à la Kneipp)
- Sauna
- Massage
- Bewegung
- Entspannung

Suche dir Rituale aus, die dir gefallen und die sich gut in deinen Alltag integrieren lassen. Starte gerne schon am Entlastungstag damit und wenn es sich für dich gut anfühlt, bleib doch einfach auch nach dem Fasten dabei. Nach einiger Zeit gehört das Ritual dann wie das Zähneputzen zu deiner täglichen Routine. Das tut dir und deinem Körper gut.

AUSSCHEIDUNGSORGANE

Die Körperventile

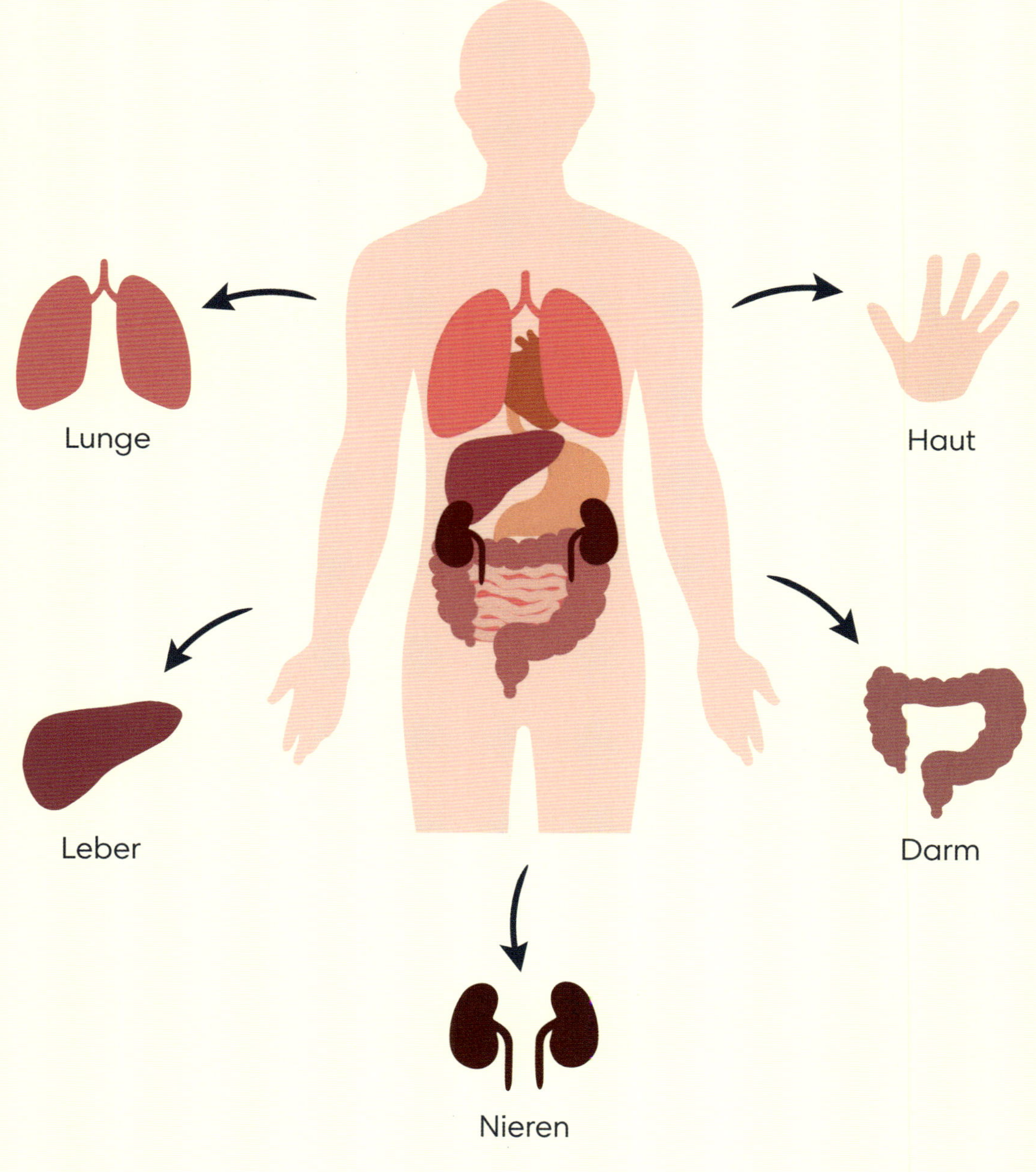

MEINE RITUALE

1. ....

2. ....

3. ....

4. ....

5. ....

Enjoy the little things!

FOLGENDES EQUIPMENT BENÖTIGE ICH DAZU

....

....

Welches Equipment du für deine Rituale benötigst, findest du auf den nächsten Seiten genau beschrieben.

ACHTUNG Die beschriebenen Rituale entscheiden nicht über deinen Fastenerfolg und sind lediglich Empfehlungen. Bitte versuche nicht, alle Rituale und Aktivitäten in deine Fastenwoche zu integrieren. Das wäre kontraproduktiv. Denn in der Fastenwoche solltest du dich vor allem auch entspannen und auf dich selbst fokussieren.

Einlauf

Im Fasten kommt der Pflege des Darms eine besondere Rolle zu, da er in dieser Zeit das wichtigste Ausscheidungsorgan ist. Zur Darmhygiene wird mindestens jeden zweiten Tag ein Einlauf empfohlen, um die Darmtätigkeit anzuregen und so Stuhlreste »auszuspülen«. Diese können nämlich Kopfschmerzen, Unwohlsein und Übelkeit hervorrufen.
Dauer: circa 50 Minuten

DAS BRAUCHST DU

- Irrigator mit 40 cm Darmrohr, erhältlich in der Apotheke
- Creme/Öl, Vaseline oder Ähnliches
- Handtuch oder andere Unterlage
- 1–1,5 l körperwarmes Wasser, circa 25 °C
- erhöhte Aufhängemöglichkeit für den Irrigator (zum Beispiel Türklinke)

SO GEHT'S

Sorge für eine warme Umgebung und lege das Handtuch als Unterlage bereit. Den Irrigator füllst du mit körperwarmem Wasser und hängst ihn an einer erhöhten Stelle auf. Zum Entfernen von Luftblasen lass das Wasser so lange laufen, bis im Schlauch keine Bläschen mehr vorhanden sind. Nun kannst du in den Vierfüßlerstand gehen und dabei die Ellbogen ablegen. Du kannst dich aber auch auf den Rücken oder in die Seitenlage links legen. Das eingefettete Darmrohr führst du nun langsam komplett in den After ein, den Bauch dabei locker lassen. Wenn es nicht direkt klappt, zieh das Rohr ein kleines Stück zurück und versuche es erneut. Ist der Schlauchaufsatz eingeführt, kannst du die Wasserzufuhr öffnen und das Wasser einlaufen lassen.

Wenn der Behälter leer ist oder der Druck im Darm zu hoch wird, stoppe die Wasserzufuhr und zieh das Darmrohr vorsichtig heraus. Das Wasser möglichst eine Weile im Darm halten und dann die Toilette aufsuchen. Anschließend solltest du dich mindestens 30 Minuten hinlegen und ausruhen.

WANN? WIE?

Wir empfehlen den Einlauf mindestens an Fastentag 3 und Tag 5. Falls du länger als fünf Tage fastest, jeden zweiten Fastentag. Wenn dir danach ist, kannst du auch gerne täglich einen Einlauf machen.

TIPP

Eine Colon-Hydro-Therapie ist eine professionelle Darmspülung, meist durch eine Heilpraktikerin oder einen Heilpraktiker. Auch dabei wird über ein Spülrohr der Darm gereinigt. Durch eine Bauchdeckenmassage werden Kotreste und Verhärtungen im Darm gelöst und im Anschluss mitsamt dem Wasser über einen anderen Schlauch wieder abgeleitet. Der Prozess dauert circa eine Stunde. Einlaufende und ausleitende Phase wechseln sich dabei ab.

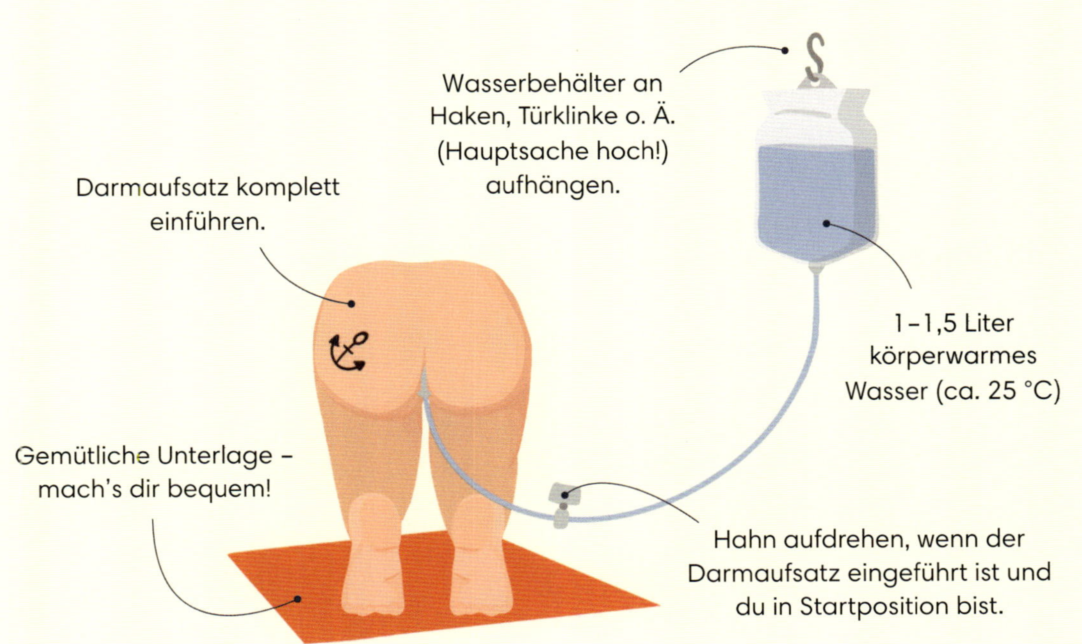

Leberwickel

Die Leber ist eins der wichtigsten Organe beim Fasten. Sie wird besonders mit Stoffwechselvorgängen und Fettabbau gefordert. Der Wickel unterstützt und entlastet die Leber bei diesen Prozessen, indem er die Durchblutung der Leber um circa 40 Prozent steigert.
Dauer: circa 40 Minuten

DAS BRAUCHST DU

- 1 kleines Handtuch
- Wärmflasche (kein Kirschkernkissen!)
- heißes Wasser, circa 90 °C

SO GEHT'S

Befülle die Wärmflasche mit heißem Wasser. Feuchte das untere Drittel des Handtuchs mit warmem Wasser an. Diesen feuchten Teil des Handtuchs platziere nun auf dem nackten Bauch unterhalb deines rechten Rippenbogens und lege dann die Wärmflasche darauf. Diese kannst du mit dem trockenen Teil des Handtuchs abdecken, Shirt drüber, zudecken und mindestens 30 Minuten entspannen. Herrlich!

WANN? WIE OFT?

Der beste Zeitpunkt für den Leberwickel ist der Mittag beziehungsweise der frühe Nachmittag. Dann ist die Leber im Ruhemodus und muss als wärmstes Organ im Körper ein wenig »angefeuert« werden. Du kannst schon vor dem Fasten mit diesem Ritual beginnen und es täglich anwenden. Übrigens ist der Wickel ein prima Ritual zum Mitnehmen in den Alltag.

TIPP

Falls du mittags keine Zeit hast, kannst du den Wickel auch abends nachholen. Und er funktioniert auch jederzeit im Sitzen, wenn du nebenbei noch arbeiten musst.

Zungenreiniger

Die Haut und mit ihr die Schleimhäute sind wichtige Organe beim Fasten. Viele Bakterien und Ausscheidungsprodukte des Fastenstoffwechsels lagern sich auf der Zunge ab und sorgen für einen mehr oder weniger dichten Belag. Dieser sorgt nicht nur für ein pelziges Gefühl im Mund, sondern kann auch Mundgeruch hervorrufen. Daher empfiehlt sich eine regelmäßige Mundreinigung durch das Abschaben der Zunge.

Dauer: circa 3 Minuten

DAS BRAUCHST DU

- Zungenreiniger aus dem Drogeriemarkt oder einen Teelöffel
- fließendes Wasser

SO GEHT'S

Morgens auf nüchternem Magen den Belag mit etwas – anfangs nicht zu viel – Druck von der Zunge von hinten nach vorn abschaben. Den Zungenreiniger oder Teelöffel unter fließendem Wasser abspülen und den Vorgang so lange wiederholen, bis der Belag entfernt ist. Direkt im Anschluss kannst du die Mundhygiene durch Ölziehen fortsetzen.

WANN? WIE OFT?

Dieses Ritual kannst du ganz einfach mit in deine Morgenroutine einbauen und nach dem Fasten dabei bleiben. Ziemlich schnell gehört es dann wie das morgendliche Zähneputzen einfach dazu.

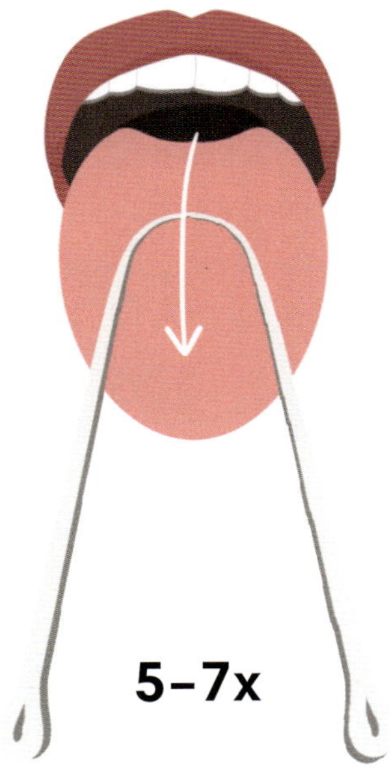

5–7x

Ölziehen

Zusätzlich zur Zungenreinigung können die Mundschleimhäute durch Ölziehen bei der Reinigung unterstützt werden. Diese Methode stammt aus dem Ayurveda und hat damit eine jahrtausendealte Tradition. Durch das »Kauen« von Öl werden Giftstoffe und Krankheitserreger wie Bakterien und Viren im Öl gebunden, die sich gerne im Mund und zwischen den Zähnen ansiedeln.
Dauer: circa 10 Minuten

DAS BRAUCHST DU

- 1 TL–1 EL hochwertiges kalt gepresstes Sonnenblumenöl oder Sesamöl, Leinöl, Weizenkeimöl, Kokosöl oder Olivenöl
- Papiertücher zum Auffangen und Entsorgen des benutzten Öls

SO GEHT'S

Fang mit einer etwas kleineren Menge an. Es ist nämlich etwas gewöhnungsbedürftig, das Öl im Mund zu haben. Wenn du Erfahrung hast, kannst du die Menge anpassen, so wie es sich für dich gut anfühlt. Ziehe das Öl im geschlossenen Mund circa 10 Minuten locker durch die Zähne und »kaue« darauf herum, sodass es in Kontakt mit den Schleimhäuten kommt. Die Flüssigkeit nach dem Ölziehen kannst du in ein Papiertuch spucken und dann über den Haushaltsmüll entsorgen (nicht in den Abfluss spucken!). Danach solltest du den Mund fünf- bis sechsmal mit Wasser ausspülen und die Zähne putzen.

WANN? WIE OFT?

Morgens auf nüchternen Magen, am besten nach der Zungenreinigung. Du kannst es dir in Form einer Kur zum täglichen Ritual machen, so lange, bis die Flasche leer ist. Das Ganze kannst du nach einem halben Jahr wiederholen.

TIPP

Das Ölziehen hilft auch super bei Zahnfleischentzündungen, Mundgeruch und Zahnbelag.

Basisches Fußbad

Basische Fußbäder unterstützen die Ausscheidung über die Haut. Dieses Ritual ist eine schöne und entspannende Maßnahme für deine Auszeit. Du kannst es auch begleitend zwischen Saunagängen einbauen. Mache es dir dabei gemütlich mit entspannter Musik, Kerzenschein und vielleicht einem inspirierenden Buch.

Dauer: circa 35 Minuten

DAS BRAUCHST DU

- 1 TL Basensalz
- Wanne oder Fußbadewanne
- Handtuch
- circa 36 °C warmes Wasser

SO GEHT'S

Bereite eine Wanne mit warmem Wasser und Basensalz vor. Bade die Füße mindestens 30 Minuten darin. Spüle im Anschluss die Füße mit kaltem Wasser ab und trockne nur die Zehenzwischenräume. Das Fußbad kannst du auch gut zwischen Saunagängen durchführen.

WANN? WIE OFT?

Während des Fastens kannst du das Fußbad jeden zweiten Tag anwenden. Außerhalb der Fastenwoche macht es Sinn, jede Woche ein Basenbad durchzuführen. Die Uhrzeit ist dabei nicht entscheidend, viel wichtiger ist, dass du für das Fußbad Ruhe mitbringst und bereit bist, dich zu entspannen.

TIPP

Natürlich kannst du aus dem Fußbad auch ein Vollbad machen und deinen ganzen Körper in den Genuss bringen. Dies aber bitte erst ab dem dritten Fastentag und nur dann, wenn dein Kreislauf stabil ist.

Bürstenmassage

Die Trockenbürstenmassage fördert die Durchblutung der Haut, sodass über sie vermehrt Stoffwechselendprodukte ausgeschieden werden können. Die Hautoberfläche wird von Hautschüppchen befreit und samtig weich.
Dauer: circa 10 Minuten

DAS BRAUCHST DU

- Trockenbürste, am besten mit abnehmbarem Stiel – die Borsten der Bürste sollten sich angenehm, aber auch anregend anfühlen
- frische Luft – draußen oder geöffnetes Fenster

SO GEHT'S

Beginne an der herzentferntesten Stelle des Körpers, am rechten Fuß. Von dort führe die Bürste mit kreisenden Bewegungen am Bein außen von unten nach oben. Beim Zurückstreichen nicht absetzen, sondern den Druck verringern. Danach bürste über den Fußrücken und die Vorderseite des Beins nach oben, zum Schluss ist die Innenseite dran. Dasselbe machst du dann am linken Bein. Massiere als Nächstes die linke und dann die rechte Gesäßhälfte.
Jetzt kommt der rechte Arm dran: Beginne an der Handaußenfläche, über die Armaußenseite geht es nach oben bis zur Schulter. Dann folgt die Innenseite des Arms. Wiederhole dasselbe am linken Arm.
Massiere die Brust zum Brustbein hin, bürste den Bauch kreisförmig im Uhrzeigersinn, entsprechend des Darmverlaufs. Bearbeite zum Schluss mithilfe des Stiels noch den oberen und unteren Rücken.

WANN? WIE OFT?

Die Massage wirkt anregend auf den Kreislauf und ist daher der perfekte Wachmacher am Morgen – ein kleiner Kaffeeersatz. Du kannst dieses Ritual gerne täglich durchführen.

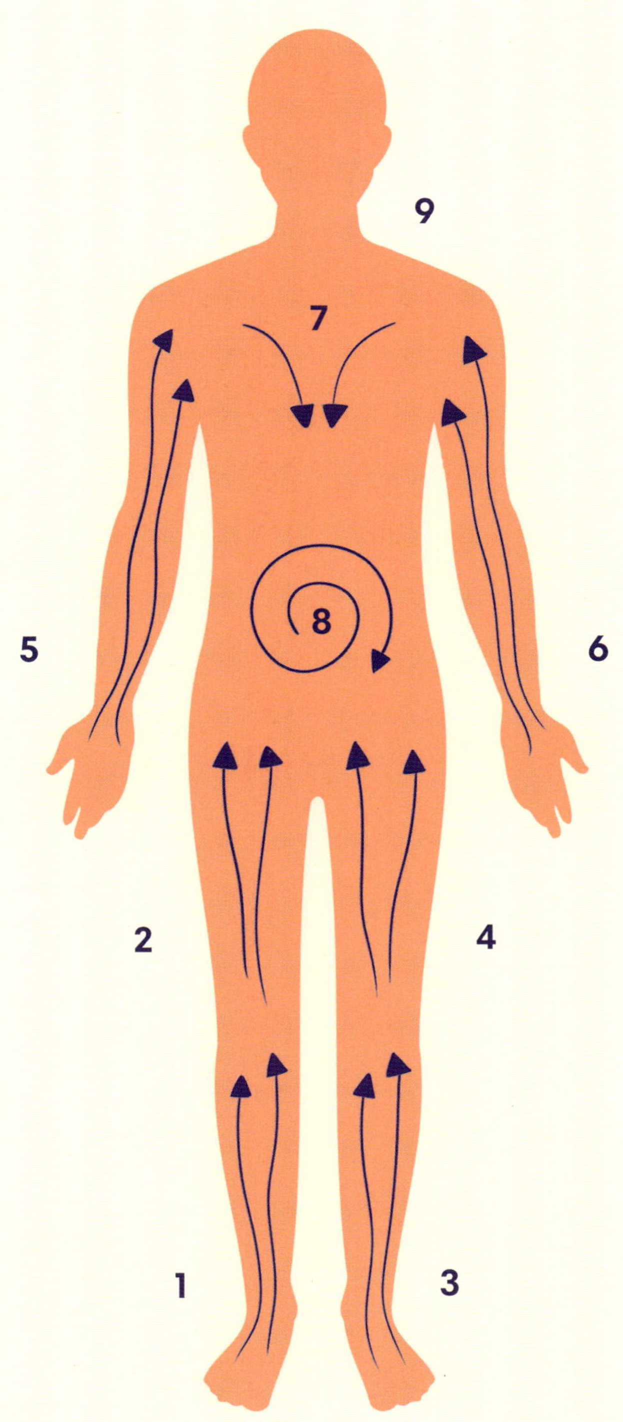
9
7
8
5
6
2
4
1
3

Kalter Knieguss

Der kalte Knieguss ist eine klassische Kneipp-Anwendung. Er regt die Durchblutung und das gesamte Herz-Kreislauf-System an. Bei Blutdruckschwankungen kann er regulierend wirken. Der beruhigende Effekt des Kniegusses kann gut als Einschlafhilfe genutzt werden. Und auch bei Kopfschmerzen und Kreislaufbeschwerden kann er Wunder wirken.

Dauer: circa 3 Minuten

DAS BRAUCHST DU

- Kneipp-Schlauch oder die Dusche mit breitem Strahl und wenig Druck
- Handtuch
- kaltes Wasser und warme Füße!

SO GEHT'S

Beginne am rechten Fuß. Führe den Wasserstrahl außen aufwärts bis handbreit über die Kniekehle – bleibe hier 2 bis 3 Sekunden –, innen geht es dann wieder abwärts. Dasselbe auf der Beinvorderseite: Vom Fuß bis übers Knie und auf der Hinterseite zurück. Am linken Bein machst du es genauso. Gerne kannst du das Ganze wiederholen. Hebe zum Abschluss die Füße und spüle auch die rechte und die linke Fußsohle ab. Streife anschließend mit der Hand das Wasser von den Beinen ab und trockne die Füße nur zwischen den Zehen ab.

WANN? WIE OFT?

Den kalten Knieguss kannst du so oft und immer dann anwenden, wenn dir danach ist. Praktisch ist es, den Knieguss dann zu machen, wenn du sowieso unter der Dusche stehst, oder natürlich in der Sauna mit dem Kneipp-Schlauch.

TIPP

Wenn du ein Kneipp-Becken in der Nähe hast, ist das eine gute Alternative mit demselben Effekt.

Sauna

Saunagänge sind ideal, um den kompletten Körper und das Herz-Kreislauf-System anzuregen. Durch das Schwitzen wird vermehrt über die Haut ausgeschieden und somit der Fastenstoffwechsel unterstützt. Durch das Fasten wird dein Kreislauf ziemlich gefordert. Daher solltest du nicht vor dem dritten Fastentag und in keinem Fall allein in die Sauna gehen. Auch hier gilt: Höre auf deinen Körper und geh es ruhig an. Und es ist vollkommen in Ordnung, mit der Bio-Sauna, die nicht ganz so heiß ist, zu starten. Du musst dir nichts beweisen.

WANN? WIE OFT?

Ab dem dritten Fastentag und wenn dein Kreislauf sich stabil anfühlt, kannst du in die Sauna gehen. Es spricht nichts dagegen, ab dann täglich die Sauna zu besuchen. Achte aber bitte darauf, dass du die verlorene Flüssigkeit durch Trinken ausgleichst.

Massage

Eine Massage wirkt immer anregend und entspannend zugleich. Gerade beim Fasten kann eine Massage die Selbstheilungskräfte mobilisieren und den Stoffwechsel unterstützen. Du kannst dich natürlich auch selbst ein wenig durchkneten und nach dem Duschen einfach mal die Beine mit etwas Öl massieren. Eine professionelle Massage bringt dagegen etwas mehr Auszeit. Es gibt sogar ganz gezielte Massagen, die den Entgiftungsprozess anregen und so das Fasten bestmöglich unterstützen. Informier dich mal in deiner Umgebung und vereinbare am besten gleich einen Termin.

WANN? WIE OFT?

Auch für die Massage sollte dein Kreislauf stabil sein. Wenn du dich am zweiten Tag dafür bereit fühlst, kannst du gerne schon eine Massage machen. Höre dabei auf deinen Körper und achte darauf, was sich gut anfühlt. Massagen kannst du täglich ausführen, ganz unabhängig von der Tageszeit.

Bewegung

Bewegung und Sport unterstützen den Fastenprozess in vielerlei Art und Weise. Sie regen das Herz-Kreislauf-System an und damit alle Stoffwechselvorgänge im Körper. Durch die erhöhte Atemfrequenz wird die Ausscheidung der beim Fasten entstehenden Ketonkörper unterstützt. Art und Umfang der Bewegung hängen ein bisschen von deinen sonstigen Bewegungsgewohnheiten im Alltag ab. So kannst du auch während des Fastens weiterhin joggen gehen oder Yoga machen. Aber auch Spaziergänge und Walken sind für die Fastenzeit sehr gut geeignet. Von sehr intensiven Sportarten solltest du jedoch absehen. Generell gilt: Höre auch hier immer auf deinen Körper. Wenn es nicht mehr geht, schalte lieber einen Gang zurück.

WANN? WIE OFT?

Wenn dein Kreislauf stabil ist und du dich gut fühlst, kannst du dich so viel bewegen, wie du magst. Achte aber auch auf Ruhephasen dazwischen.

Entspannung

Genauso wie Bewegung solltest du auch regelmäßig Ruhephasen in deine Fastenzeit einbauen. Gerade wenn du im Alltag fastest, ist es umso wichtiger, auch mal ganz bei sich zu sein. Trage diese Entspannungsphasen unbedingt in deinen Fastenplan auf Seite 68 ein. Das können beispielsweise die Auszeiten sein, die wir dir für jeden Fastentag anbieten. Oder du folgst deinen eigenen Ritualen und Ideen. Vielleicht entscheidest du dich für etwas Kreatives und töpferst, malst Steine an oder flichtst Makramee. Oder du liest mal wieder ein inspirierendes Buch oder buchst einen Meditationskurs. Mach das, wonach dir ist und was sich für dich gut und richtig anfühlt.

WANN? WIE OFT?

Entspannung sollte unbedingt täglich auf deinem Plan stehen. Die Uhrzeit spielt dabei keine Rolle. Genieße deine freie Zeit!

Kannst du dich von deinem Körper noch überraschen lassen?

UNBEDINGT!

FRAGEN

Muss ich einen Einlauf machen?

Wir sagen: ja. Denn der Darm ist eines der wichtigsten Organe beim Fasten und benötigt ein wenig Extra-Aufmerksamkeit. Wenn es dich absolut abschreckt und du schon beim Gedanken daran Panikattacken bekommst, dann lass es lieber. Fasten geht auch ohne Einlauf. Wenn du nur etwas unsicher bist, probiere es einfach aus. Es ist überhaupt nicht schlimm, vielleicht nur etwas ungewohnt. Oder du lässt es machen und machst einen Termin für eine Colon-Hydro-Therapie. Wir empfehlen dir, deinen Darm spätestens am dritten und am fünften Fastentag mit einem Einlauf zu entleeren, um ihn bei der Ausscheidung der Stoffwechselendprodukte zu unterstützen. Denn diese werden üblicherweise mit dem Nahrungsbrei ausgeschieden. Beim Fasten ist der Darm zu träge und braucht diese Anregung dazu. Wenn der Einlauf überhaupt keine Option ist, du aber trotzdem deinen Darm unterstützen möchtest, kannst du alternativ Sauerkrautsaft trinken. 500 Milliliter davon unverdünnt in 20 Minuten getrunken, und der Darm kommt in Schwung.

Muss ich mich unbedingt bewegen?

Oder kann ich auch einfach auf der Couch liegen bleiben? Wir empfehlen dir, dich auf jeden Fall zu bewegen. Beim Fasten solltest du auf eine Ausgewogenheit von Bewegung und Entspannung achten. Bewegung kurbelt den Stoffwechsel an und stabilisiert den Kreislauf. Es muss nicht täglich ein Marathonlauf sein, aber ein paar Übungen zwischendurch, ein Spaziergang oder eine leichte Joggingrunde sind sehr empfehlenswert. Das hängt auch von deinem alltäglichen Fitnesslevel ab. Wenn du normalerweise täglich deine 5-Kilometer-Runde läufst, kannst du das auch während des Fastens machen. Bitte komme aber nicht auf die Idee, beim Fasten mit dem Joggen anzufangen. Das wäre zu viel. Auch hier gilt: Höre auf deinen Körper.

Welchen Sport darf ich treiben?

Alle Sportarten, die dir guttun. Das hängt, wie bereits erwähnt, auch von deinen Gewohnheiten ab. Aufgrund der fehlenden Kohlenhydrate fällt es allerdings schwer, Sportarten wie Fußball oder Volleyball, in denen schnelle Energie benötigt wird, auszuüben. Genauso sieht es mit Kraftsport aus. Sanfte Sportarten wie Schwimmen, Nordic Walking, Radfahren oder Wandern, also Sportarten, die eher auf Ausdauer abzielen, können wir hingegen sehr empfehlen. Siehe hierzu auch den Abschnitt »Bewegung« auf Seite 62 im Kapitel »Rituale«.

Darf ich Kosmetika verwenden?

Am besten nicht. Wenn es nicht anders geht, so wenig wie möglich. Denn neben dem Darm ist die Haut das größte Ausscheidungsorgan. Lass deine Haut so gut es geht »atmen«. Es kann sein, dass sie während des Fastens etwas trockener ist als sonst. Dem kannst du mit hochwertigen Körperölen entgegenwirken. Achte dabei bitte auf die Qualität und entscheide dich für naturbelassene Öle, die die Haut nicht zumachen.

Was ist ein Irrigator?

Ein Irrigator ist ein Hilfsmittel für den altbewährten Einlauf. Dieser kann beim Fasten die Darmpflege und damit die Reinigung sehr gut unterstützen. Der Irrigator besteht aus einem Wasserbehälter, einem Schlauch und einem Darmstück, das in den Enddarm eingeführt wird. Die genaue Beschreibung, wie ein Einlauf funktioniert und wie der Irrigator benutzt wird, findest du auf Seite 52 f.

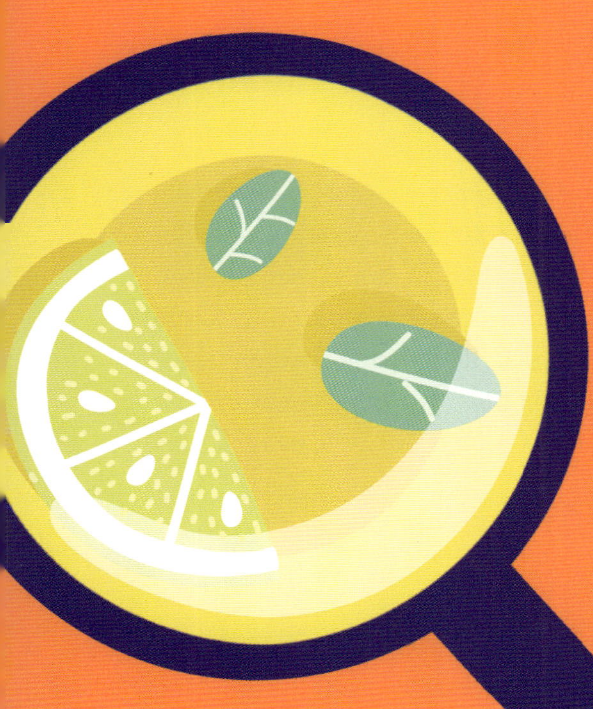

DIE FASTENWOCHE

Los geht's!

EINSTIMMUNG

Wir nähern uns dem Fastenstart. Mit dem Entlastungstag setzen wir dem Körper noch mal ein Signal der Vorbereitung. Wenn du schon einmal gefastet hast, kann dein Körper sich vielleicht sogar erinnern und weiß schon jetzt, was auf ihn zukommt. Die letzten Dinge sind besorgt und wir sind auf das Abenteuer eingestellt, mental und physisch. Wir freuen uns auf das, was da kommt – ein bisschen Aufregung und Kribbeln im Bauch gehört auch dazu und sollte unbedingt sein. Denn Fasten ist kein Vergnügen, kann aber trotzdem total Spaß machen.

Ein fester Ablauf und ein durchstrukturiertes Wochenprogramm veranschaulichen dir, wo du gerade stehst und was zu tun ist, und können dir sehr helfen, dein Ding durchzuziehen – vor allem wenn du Urlaub hast und deine übliche Alltagsroutine nicht da ist. Feste Zeiten für deine »Mahlzeiten« und Rituale geben dir eine Richtlinie vor und machen es für dich einfacher. Auf den nächsten Seiten haben wir dir einen Wochenplan vorbereitet. Einige Punkte haben wir schon fest verankert, weitere kannst du gerne hinzufügen: den gebuchten Massagetermin, die Nordic-Walking-Runde mit der Freundin/dem Freund oder auch die Me-Time, die du unbedingt für dich einplanen solltest. Nimm dir viele schöne Dinge vor, auf die du dich freust und die du dir sonst viel zu selten gönnst. Ergänze diese Punkte gerne. Denn in dieser Woche geht es nur um dich und darum, dass du glücklich bist.
Viele kleine schöne Momente ergeben in der Summe ein Gefühl von Zufriedenheit und Glück. Wertschätze und achte dich selbst und entdecke Momente nur für dich. Die täglichen Achtsamkeitsübungen können dabei helfen. An jedem Fastentag hast du die Möglichkeit, den Tag ganz bewusst wahrzunehmen und alle wichtigen Momente festzuhalten. Wir geben dir Raum und Platz dafür. Fokussiere dich auf den aktuellen Tag, mache dir Notizen und lass am Abend den Tag Revue passieren. Jeder Tag ist voller kleiner Glücksmomente. Fang sie ein und halte sie fest.

DER ABLAUF

	ENTLASTUNG	1. FASTENTAG	2. FASTENTAG	3. FASTENTAG
6:00 - 9:00	Frühstück, siehe Rezepte	Glaubersalz Tee z. B. Fenchel	Tee Rosmarin 1 TL Honig	Tee Löwenzahn 1 TL Honig
9:00 - 12:00				
12:00 - 15:00	siehe Rezepte Leberwickel	Saft Leberwickel	Saft Leberwickel	Saft Leberwickel
15:00 - 18:00				
18:00 - 21:00	siehe Rezepte Leberwickel	Gemüsebrühe Leberwickel	Gemüsebrühe Leberwickel	Gemüsebrühe Leberwickel Einlauf
UND SONST NOCH?	2-3 l Wasser/Tee	Zitronenschnitze Honig 2-3 l Wasser/Tee	Zitronenschnitze Honig 2-3 l Wasser/Tee	Zitronenschnitze Honig 2-3 l Wasser/Tee

4. FASTENTAG	5. FASTENTAG	1. AUFBAUTAG	2. AUFBAUTAG	
Tee Brennnessel 1 TL Honig	Tee Zinnkraut 1 TL Honig	**FASTENBRECHEN** mit einem Apfel	Frühstück siehe Rezepte	**6:00 - 9:00**
				9:00 - 12:00
Saft Leberwickel	Saft Leberwickel	siehe Rezepte Leberwickel	siehe Rezepte Leberwickel	**12:00 - 15:00**
				15:00 - 18:00
Gemüsebrühe Leberwickel	Gemüsebrühe Leberwickel Einlauf	siehe Rezepte Leberwickel	siehe Rezepte Leberwickel	**18:00 - 21:00**
Zitronenschnitze Honig 2-3 l Wasser/Tee	Zitronenschnitze Honig 2-3 l Wasser/Tee	Zitronenschnitze 2-3 l Wasser/Tee	Zitronenschnitze 2-3 l Wasser	**UND SONST NOCH?**

ENTLASTUNGSTAG

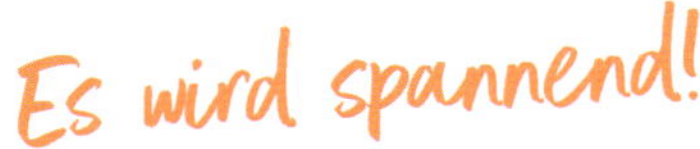

ICH BRAUCHE HEUTE:

- Frühstück, Mittagessen, Abendessen, laut Rezept oder Ähnliches
- Kräutertee, Trinkwasser, Wärmflasche

WAS NEHME ICH ZU MIR?

Alles, was du heute isst, sollte leicht sein. Ballaststoffreiche Mahlzeiten mit wenig Fett und Salz sind perfekt, um deinen Körper auf die Fastenwoche einzustimmen. Die Rezepte auf den nächsten Seiten können dabei eine Orientierung sein. Lass es dir schmecken und iss langsam, mit viel Genuss und nicht zu viel. Süßigkeiten und Rauchen sind spätestens ab heute tabu. 2 bis 3 Liter Wasser und Tee stehen heute auf deinem Ernährungsplan. Auf Kaffee, schwarzen und grünen Tee sowie Alkohol solltest du unbedingt verzichten. Perfekt sind jetzt schon Kräutertees und die Fastenteemischung.

WAS PASSIERT MIT MEINEM KÖRPER?

Durch die erhöhte Flüssigkeitszufuhr werden Stoffwechselvorgänge und die Entwässerung des Körpers bereits jetzt unterstützt. Die reduzierten Mahlzeiten entlasten die Verdauungsorgane. Der Koffeinentzug kann manchmal zu Kopfschmerzen führen.

WAS KANN ICH FÜR MICH TUN?

Heute ist es wichtig, sich vom Alltag zu lösen. Du solltest dich auf deine Fastenwoche einstimmen und auf das, was da kommt, freuen. Versuche heute schon, alles etwas ruhiger anzugehen, dir bei allem Zeit zu nehmen, Dinge bewusster zu tun und mehr auf dich zu achten als sonst. Ein Spaziergang, etwas Sport oder Yoga sind perfekt, um in die richtige Stimmung zu kommen.

M | D | M | D | F | S | S

DATUM ______________ ○ ○ ○ ○ ○ ○

WIE HAST DU GESCHLAFEN? ○ sehr gut ○ so lala ○ nicht gut

....

SO SORGE ICH FÜR EINEN GUTEN TAG

....

....

....

....

Lass den heutigen Tag der Anfang von etwas Neuem sein!

DARAUF FREUE ICH MICH HEUTE …

1. ....
2. ....
3. ....

ENTLASTUNGSTAG

So war mein Tag …

- ○ total gut
- ○ so lala
- ○ emotional
- ○ planmäßig
- ○ stressig
- ○ überraschend
- ○ Frag nicht!
- ○ unspektakulär
- ○ oder so: ……………………………………………………………

BLEIBENDE EINDRÜCKE UND MOMENTE

……………………………………………………………

……………………………………………………………

……………………………………………………………

……………………………………………………………

Heute ist ein Leberwickel perfekt!

DAS HABE ICH HEUTE FÜR MICH GETAN

Rituale: ……………………………………………………

Bewegung: ……………………………………………………

Entspannung: ……………………………………………………

GEWICHT	TRINKMENGE	DARMENTLEERUNG
________ kg	________ l	ja ○ nein ○

Das war mein Entlastungstag ;)

UND DAS NEHME ICH MIR FÜR MORGEN VOR

....

....

....

....

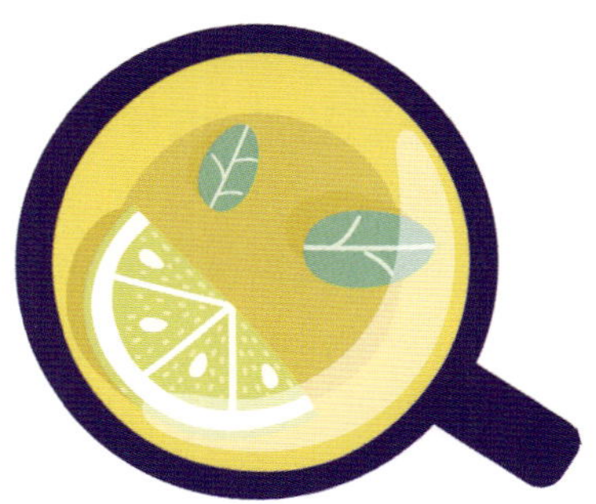

REZEPTE

für Entlastungs- und Aufbautage

NO. 4

Höre auf deinen Körper! Wie fühlen sich die Nahrungsmittel im Körper an? Wie viel brauche ich tatsächlich?

Hier findest du verschiedene Varianten für dein Frühstück und dein Mittag- oder Abendessen. Diese Rezepte sind sowohl für den Entlastungstag als auch für die Aufbautage im Anschluss an deine Fastentage geeignet. Alle Rezepte sind jeweils für eine Portion. Wähle das Gericht aus, das dich am meisten anspricht und wonach dir gerade am ehesten ist. Natürlich kannst du auch deine eigenen Rezepte verwenden. Wichtig ist, dass du dich rund um die Fastentage vollwertig und gesund ernährst – mit vielen Ballaststoffen aus Obst und Gemüse und wenig Fett und Salz. Auf Fleisch solltest du an diesen Tagen komplett verzichten. Die Nahrungsmenge sollte deutlich reduziert sein, so kannst du deinen Verdauungstrakt vor dem ersten Fastentag schon etwas entlasten und an den Aufbautagen noch schonen.

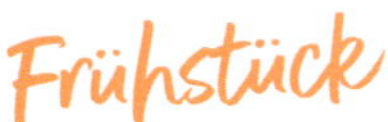

FRUCHTIGE VOLLKORNSCHNITTE

Zutaten: 1 Scheibe Vollkornbrot
etwas Butter oder vegane Alternative
Fruchtaufstrich!

Das Brot mit Butter und dem Fruchtaufstrich bestreichen.
Statt Vollkornbrot kann auch Knäckebrot verwendet werden.
Zubereitungsdauer: circa 1 Minute

HAFERMÜSLI MIT APFEL

Zutaten: 4 EL Haferflocken
1 EL Sonnenblumenkerne
1 Apfel
2 getrocknete Aprikosen
200 ml Haferdrink
1 TL Honig

Die Haferflocken mit den Sonnenblumenkernen in einer Pfanne bei mittlerer Hitze anrösten, bis sie leicht angebräunt sind. Den Apfel reiben und die Aprikosen klein schneiden. Beides unter die Haferflocken mischen und alles mit dem Haferdrink ablöschen. Das Müsli bei Bedarf mit etwas Honig süßen.
Zubereitungsdauer: circa 5 Minuten

HIRSEBREI MIT OBST

Zutaten: 50 g Hirse
1 Handvoll Trockenobst
1 Apfel oder 1 Birne – im Sommer auch frische Aprikosen oder Pfirsiche
etwas Zimt
etwas Vanille
1 TL Mandelmus

Hirse laut Packungsanweisung kochen. Das klein geschnittene Obst, Zimt und Vanille auf die warme Hirse geben und bei ausgeschaltetem Herd mit geschlossenem Deckel noch etwas ziehen lassen. Zum Schluss das Mandelmus dazugeben und alles umrühren.
Zubereitungsdauer: circa 20 Minuten

BIRCHERMÜSLI

Zutaten: 1 kleiner Apfel
2 TL kernige Haferflocken
1 TL gemahlene Nüsse
1 ½ Tasse Milch oder Joghurt
1 TL Honig oder Rosinen
1 TL Zitronensaft

Den Apfel reiben oder in kleine Stücke schneiden und gut mit den restlichen Zutaten vermischen. Mit Honig und Zitronensaft abschmecken. Wer mag, kann auch noch etwas Zimt hinzugeben. Das Müsli kann man gut auch schon am Abend zubereiten und über Nacht im Kühlschrank ziehen lassen. So wird es noch bekömmlicher.
Zubereitungsdauer: circa 5 Minuten

KNÄCKEBROT MIT KRÄUTERQUARK

Zutaten: 50 g Kräuterquark (alternativ Naturquark mit 1 TL Honig)
2 Scheiben Knäckebrot

Den Quark auf die zwei Knäckebrote verteilen und genießen. Je nachdem, ob du es eher süß oder herzhaft magst, kannst du hier sowohl Kräuterquark als auch Quark mit Honig verwenden.
Zubereitungsdauer: circa 5 Minuten

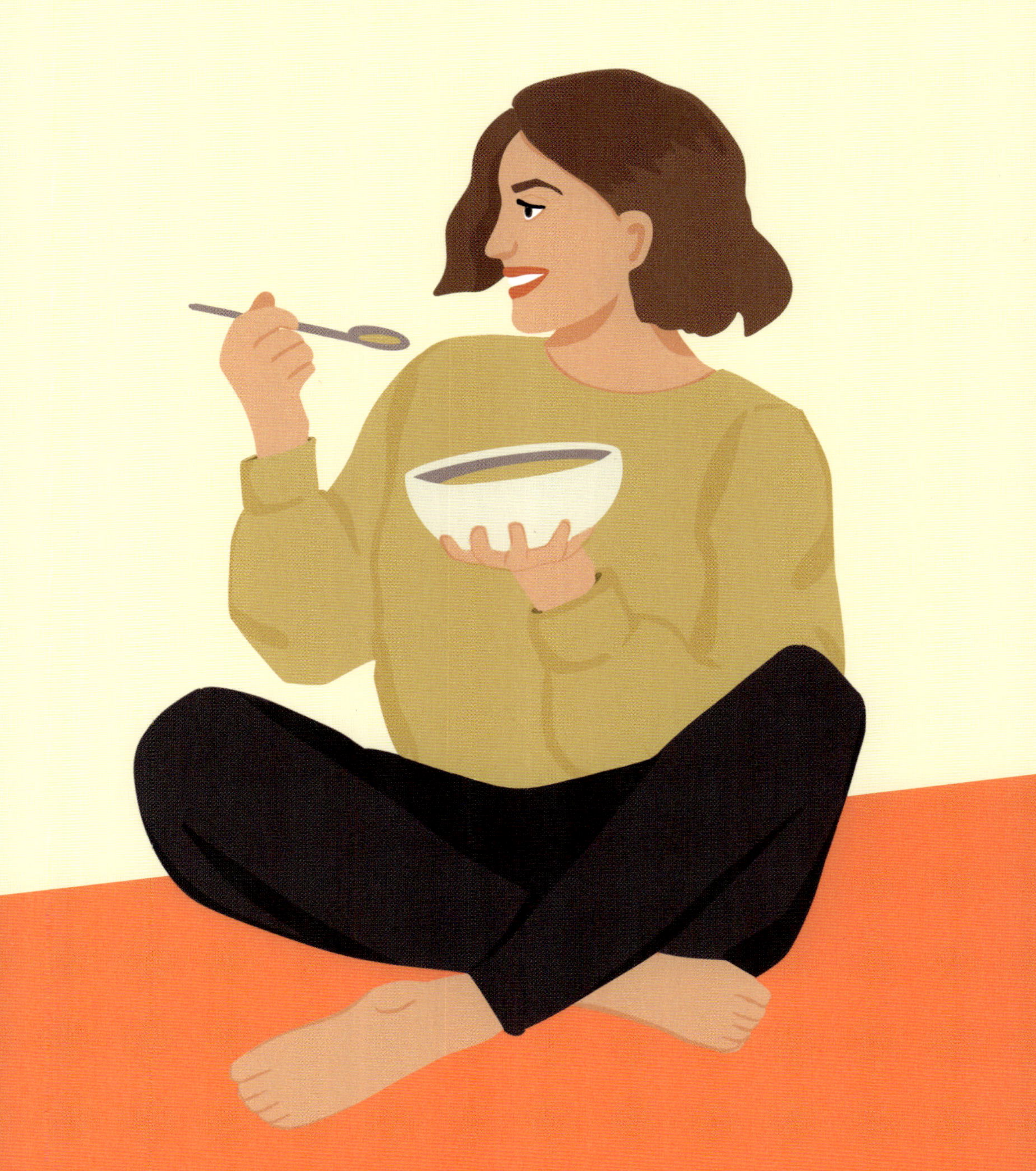

Mittag- und Abendessen

REIS MIT CURRYGEMÜSE

Zutaten: 50 g Reis
½ Zucchini
¼ kleiner Blumenkohl
etwas Currypulver
1 TL Mandelmus
1–2 Stängel Petersilie

Den Reis mit der doppelten Menge Wasser gar kochen. Zucchini und Blumenkohl klein schneiden und in einer Pfanne in etwas Wasser dünsten, bis das Gemüse bissfest ist, etwas Curry und 1 TL Mandelmus einrühren. Zum Schluss noch etwas gehackte Petersilie unterrühren.
Zubereitungsdauer: circa 10 Minuten

PELLKARTOFFEL MIT KRÄUTERQUARK

Zutaten: 1–2 Kartoffeln, je nach Größe
250 g Quark
Kräuter, z. B. Majoran
etwas Agavendicksaft
Zitronensaft

Die Kartoffeln mit wenig Salz gar kochen und den Quark mit den Kräutern, etwas Agavendicksaft und Zitronensaft abschmecken.
Zubereitungsdauer: circa 20 Minuten

GEMÜSESUPPE

Zutaten: 1 Karotte
¼ Lauch
¼ Kohlrabi
2 kleine Kartoffeln
Kräuter, z. B. Petersilie
350 ml Gemüsebrühe (z. B. übrig gebliebene Fastenbrühe)

Das Gemüse klein schneiden und den Lauch mit etwas Öl im Topf andünsten, das restliche Gemüse und die Kräuter hinzugeben und anschließend mit Brühe ablöschen. So lange köcheln lassen, bis das Gemüse gar ist. Du kannst die Suppe so oder auch püriert genießen.
Zubereitungsdauer: circa 20 Minuten

HERZHAFTE VOLLKORNSCHNITTE

Zutaten: 1 Scheibe Vollkornbrot
Gemüseaufstrich

Das Brot mit dem Aufstrich bestreichen. Als Alternative kann auch Knäckebrot verwendet werden.
Zubereitungsdauer: circa 1 Minute

OFENGEMÜSE MIT JOGHURT

Zutaten: 250 g Gemüse nach Belieben
(Zucchini, Aubergine, Fenchel, Möhre, Süßkartoffel ...)
etwas Olivenöl
frisch gemahlener schwarzer Pfeffer
Kräuter, z. B. Rosmarin, Thymian
100 g Joghurt
etwas Agavendicksaft
Zitronensaft

Das Gemüse klein schneiden und mit etwas Olivenöl und nach Belieben Pfeffer und Kräutern im Ofen für circa 15 Minuten bei 180 °C garen. Den Joghurt mit Kräutern, etwas Agavendicksaft und Zitronensaft abschmecken.
Zubereitungsdauer: circa 20 Minuten

TOMATENSUPPE

Zutaten: 200 g Tomaten
¼ kleine Zwiebel
etwas Öl zum Braten
1 TL Tomatenmark
Thymian, Kräuter nach Belieben
frisch gemahlener schwarzer Pfeffer

Die Tomaten achteln, die Zwiebel würfeln und beides in etwas Öl im Topf andünsten. Das Tomatenmark hinzugeben und alles mit 250 ml Wasser ablöschen. So lange kochen, bis die Tomaten schön eingekocht sind. Jetzt die Kräuter zugeben, mit Pfeffer würzen und die Suppe pürieren.
Zubereitungsdauer: circa 15 Minuten

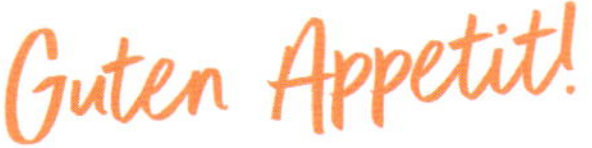

REIS MIT ZUCCHINI-TOMATEN-GEMÜSE

Zutaten: ½ Tasse Reis
1 große Tomate
½ kleine Zucchini
¼ Zwiebel
etwas Öl zum Braten
Petersilie, Kräuter nach Belieben
1 EL Mandelmus

Den Reis mit der doppelten Menge Wasser gar kochen. Die Tomate würfeln und die Zucchini in Scheiben schneiden. Die Zwiebel klein schneiden und in etwas Öl im Topf andünsten. Die Tomate und die Zucchini hinzugeben, das Ganze mit circa 50 ml Wasser ablöschen und weitergaren, bis das Gemüse bissfest ist. Zum Schluss die Kräuter und 1 EL Mandelmus unterrühren. Kurz aufkochen und fertig.
Zubereitungsdauer: circa 20 Minuten

GEMÜSESALAT

Zutaten: ½ Fenchel, ¼ Zwiebel, 1 Tomate, 1 Karotte
etwas Öl zum Braten
1 EL Zitronensaft
Petersilie, Kräuter nach Belieben
frisch gemahlener schwarzer Pfeffer
Apfelessig

Das Gemüse in Würfel schneiden und in einem Topf mit etwas Öl kurz anbraten und bissfest garen. Dann Zitronensaft und Kräuter hinzugeben, mit Pfeffer und Apfelessig abschmecken, gut umrühren und genießen!
Zubereitungsdauer: circa 20 Minuten

1. FASTENTAG

Endlich ist es so weit!

ICH BRAUCHE HEUTE:

- Glaubersalz, siehe Seite 87
- ca. 3 l Trinkwasser
- ca. 1 l Kräutertee
- 250 ml Saft
- 2 TL Honig, Zitrone
- Pfefferminztee zum Glaubern
- Wärmflasche
- Equipment für weitere Rituale

WAS NEHME ICH ZU MIR?

Als Einstieg beginnst du morgens mit dem Glaubersalz. Wie die Einnahme genau funktioniert, erfährst du auf Seite 86. Stell dir auf jeden Fall ein paar Zitronenschnitze und Pfefferminztee dazu bereit. Zum Mittag gibt es den Obst-Gemüse-Saft und am Abend darfst du deine Brühe genießen. Zusätzlich solltest du mindestens 2 bis 3 Liter Tee und Wasser zu dir nehmen. Anis-Fenchel-Kümmel-Tee kann deinen Verdauungstrakt etwas beruhigen. Zwischendurch darfst du dir noch 1 bis 2 TL Honig gönnen – direkt vom Löffel oder im Tee.

WAS PASSIERT MIT MEINEM KÖRPER?

Die Darmentleerung signalisiert dem Körper den Fastenbeginn. Ab jetzt muss die Energieversorgung größtenteils von innen passieren. Der Körper holt sich heute alles, was er braucht, aus den Kohlenhydraten, die noch im Körper lagern.

WAS KANN ICH FÜR MICH TUN?

Leichte Bewegung unterstützt die Darmentleerung. Eine kleine Yogaeinheit zu Hause ist heute perfekt, um die Darmtätigkeit zu aktivieren. Ruhephasen, am besten mit einem Leberwickel am Mittag, können die Ausscheidungsprozesse vorantreiben. Falls trotz Glaubersalz und Bewegung keine Entleerung stattgefunden hat, kannst du einen Einlauf machen oder auch Sauerkrautsaft trinken.

M | D | M | D | F | S | S

DATUM ____________ ○ ○ ○ ○ ○ ○

WIE HAST DU GESCHLAFEN? ○ sehr gut ○ so lala ○ nicht gut

....

SO SORGE ICH FÜR EINEN GUTEN TAG

....

....

....

....

Loslassen, entrümpeln, Ballast abwerfen und die Leichtigkeit wiederentdecken!

DARAUF FREUE ICH MICH HEUTE ...

1. ....
2. ....
3. ....

1. FASTENTAG

So war mein Tag …

- ○ total gut
- ○ so lala
- ○ emotional
- ○ planmäßig
- ○ stressig
- ○ überraschend
- ○ Frag nicht!
- ○ unspektakulär
- ○ oder so: ……………………………………………………………………

BLEIBENDE EINDRÜCKE UND MOMENTE

……………………………………………………………………

……………………………………………………………………

……………………………………………………………………

……………………………………………………………………

Heute ist viel trinken angesagt!

DAS HABE ICH HEUTE FÜR MICH GETAN

Rituale: ……………………………………………………………………

Bewegung: ……………………………………………………………………

Entspannung: ……………………………………………………………………

GEWICHT	TRINKMENGE	DARMENTLEERUNG
________ kg	________ l	ja ○ nein ○

Das war mein Fastentag ;)

UND DAS NEHME ICH MIR FÜR MORGEN VOR

....

....

....

....

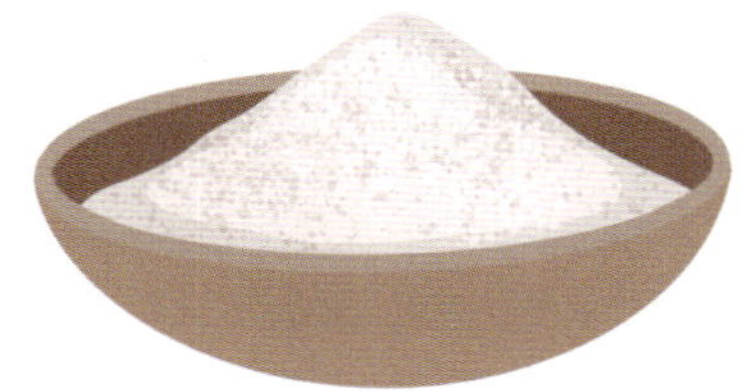

DER GLAUBER-COCKTAIL

So geht's!

Das Glaubersalz solltest du morgens vor 10:00 Uhr einnehmen, da hier der Verdauungstrakt auf Hochtouren läuft und dies unterstützend wirken kann. Du solltest dazu entspannt und ausgeschlafen sein. Eine halbe Stunde vor dem Glauber-Cocktail solltest du nichts mehr, nach der Einnahme dagegen im Laufe des Vormittags mindestens 1 Liter Wasser trinken.

DAS BRAUCHE ICH DAFÜR

- Glaubersalzmenge laut Tabelle (20–40 g)
- 250 ml heißes Wasser
- 750 ml raumtemperiertes Wasser
- Zitronenschnitze
- Pfefferminztee, wenn vorhanden
- Wärmflasche

Löse deine errechnete Glaubersalzmenge in 250 ml heißem Wasser auf und vermenge diese Lösung mit 750 ml raumtemperiertem Wasser in einer großen Karaffe. Mit einem Löffel gut umrühren und anschließend innerhalb von 20 Minuten ziemlich zügig trinken. Zur geschmacklichen Verbesserung dienen die Zitronenschnitze und Pfefferminztee. Mach es dir gemütlich, stell Blümchen auf den Tisch und leg deine Lieblingsmusik auf. Los geht's! Nach circa zwei Stunden (manchmal früher oder später) kommt es zu wässrigen, durchfallartigen Entleerungen. In der Regel hat sich dies bis zum Mittag erledigt. Dennoch ist es sicherer, eine Toilette in der Nähe zu haben.

ACHTUNG Die Wirkung der Antibabypille ist nach dem Glauber-Cocktail nicht mehr gewährleistet!

Glaubersalzmenge

MEINE GLAUBERSALZMENGE

PUNKTE	2	3	4	
Gewicht	<56 kg	56–70 kg	>70 kg	____
Haut	feucht	normal	trocken	____
Blutdruck	niedrig	normal	erhöht	____
Stuhlgang	öfter am Tag	täglich	nicht täglich	____
Stuhl	weich	mal so, mal so	fest	____
Abführmittel	nein	selten	öfter	____
Fremde Toiletten	wie immer	schwierig	geht nicht	____
			GESAMT:	________

Schreibe in jede Zeile die für dich zutreffende Punktzahl und addiere die Zahlen am Ende. Mit der Gesamtpunktzahl kannst du hier erkennen, welche Menge Glaubersalz für dich die richtige ist:

14–18 Punkte: 20 g (4 TL)
19–24 Punkte: 30 g (6 TL)
25–28 Punkte: 40 g (8 TL)

Meine errechnete Glaubersalzmenge für dieses Fasten: ________ g

ACHTUNG Bei akuter Gastritis, Gastroenteritis und Migräne solltest du kein Glaubersalz zu dir nehmen! Hier solltest du auf Bittersalz (Passagesalz) zurückgreifen. Dieses bekommst du in der Apotheke.

FRAGEN

Muss ich mit Glaubersalz abführen?

Nein, du musst gar nichts. Und wir können verstehen, wenn es für dich erst einmal befremdlich ist. Dabei ist es nichts anderes als ein ordentlicher Putz von innen. Für das Fasten stellt es eine super Voraussetzung dar, um den ganzheitlichen Erfolg zu haben. Es ist das Signal für den Fastenbeginn und die Stoffwechselumstellung. Es stimmt dich körperlich auf das Fasten ein. Du wirst direkt spüren, wie gut sich diese Reinigung als Basis und Grundlage für das Fasten anfühlt. Es wirkt auch ein wenig dem Hunger entgegen, da der gesamte Verdauungstrakt leer gefegt wird. Wenn du Glaubersalz nicht verträgst, kannst du stattdessen 500 Milliliter Sauerkrautsaft zu dir nehmen. Es kann allerdings sein, dass dieser nicht so durchschlägt. Während der Fastenwoche solltest du idealerweise am dritten und am fünften Tag einen Einlauf machen, um die Darmhygiene weiter zu unterstützen. Aber auch das ist keine Pflicht.

Was tun, wenn das Glaubersalz nicht wirkt?

In der Regel hat das Glaubersalz eine durchschlagende Wirkung. Wenn es aber mal doch nicht so ist, gib deinem Körper einen Moment Zeit, bis es wirkt. Bei manchen Menschen wirkt es innerhalb der ersten halben Stunde, bei anderen erst fünf Stunden später. Hierbei spielt die individuelle Darmempfindlichkeit eine Rolle. Zur Unterstützung kannst du dich ein wenig bewegen und vielleicht einen kleinen Spaziergang machen. Aber denke daran: Es sollte immer eine Toilette in der Nähe sein. Sollte das Glaubersalz am ersten Fastentag noch nicht gewirkt haben, empfehlen wir dir, am Abend einen Einlauf zu machen. Bis zu einer erneuten Einnahme des Salzes sollte eine Woche vergangen sein.

Gibt es eine Alternative zum Glaubersalz?

Wir empfehlen, den Startschuss deiner Fastenwoche mit der Einnahme des Glaubersalzes zu machen. Unserer Erfahrung nach wirkt es bei 95 Prozent aller Fastenden. Es gibt einige Alternativen wie Bittersalz, fermentierte Pflaumen, Sauerkrautsaft oder Ähnliches. Diese wirken allerdings nicht bei jeder oder jedem. Solltest du damit bereits erfolgreiche Erfahrungen gemacht haben, kannst du gerne auch damit dein Fasten beginnen. Wichtig ist am Ende des ersten Fastentages, dass der Darm leer ist.

Kann ich auch abends schon abführen?

Ja, kannst du. Unsere Erfahrung hat allerdings gezeigt, dass der Darm am Morgen aktiver ist und bei den Fastenden besser reagiert. Deswegen empfehlen wir dir, das Glaubersalz am Morgen einzunehmen. Und zwar dann, wenn du Ruhe und Zeit dafür hast. Keine Angst, bis zum Mittag ist meistens alles erledigt.

Was tun, wenn ich das Glaubersalz nicht trinken kann?

Das Trinken von Glaubersalz ist nicht jedermenschs Sache und es kann vorkommen, dass man es gar nicht komplett runterbekommt, einem im Anschluss übel ist oder man sich sogar übergeben muss. Keine Angst, Letzteres kommt sehr selten vor. Wenn du dich übergeben solltest, glaubere aber auf keinen Fall noch einmal. In jedem Fall warte erst einmal die Wirkung ab. Sollte nach acht Stunden noch nichts passiert sein, mach am besten einen Einlauf, um deinen Darm zu entleeren. Wenn du ihn nicht machen magst, gibt es natürliche Alternativen wie Sauerkrautsaft oder fermentierte Pflaumen. Die Darmentleerung bereitet dir einen viel leichteren Einstieg in das Fasten.

Es passiert nichts

NEUES,

wenn du jeden Tag
dasselbe tust.

KLEINE AUSZEIT

Eine Geschichte

AUSZUG AUS »DER ANGEKETTETE ELEFANT« von Jorge Bucay (aus dem Buch »Komm, ich erzähl dir eine Geschichte«, FISCHER Taschenbuch, 2007)

Als ich ein kleiner Junger war, war ich vollkommen vom Zirkus fasziniert, und am meisten gefielen mir die Tiere. Vor allem der Elefant hatte es mir angetan. Wie ich später erfuhr, ist er das Lieblingstier vieler Kinder. Während der Zirkusvorstellung stellte das riesige Tier sein ungeheures Gewicht, seine eindrucksvolle Größe und seine Kraft zur Schau. Nach der Vorstellung aber und auch in der Zeit bis kurz vor seinem Auftritt blieb der Elefant immer am Fuß an einen kleinen Pflock gekettet.

Der Pflock war allerdings nichts weiter als ein winziges Stück Holz, das kaum ein paar Zentimeter tief in der Erde steckte. Und obwohl die Kette mächtig und schwer war, stand für mich ganz außer Zweifel, dass ein Tier, das die Kraft hatte, einen Baum mitsamt der Wurzel auszureißen, sich mit Leichtigkeit von einem solchen Pflock befreien und fliehen konnte.

Dieses Rätsel beschäftigt mich bis heute. Was hält ihn zurück? Warum macht er sich nicht auf und davon?

Als Sechs- oder Siebenjähriger vertraute ich noch auf die Weisheit der Erwachsenen. Also fragte ich einen Lehrer, einen Vater oder Onkel nach dem Rätsel des Elefanten. Einer von ihnen erklärte mir, der Elefant mache sich nicht aus dem Staub, weil er dressiert sei. Meine nächste Frage lag auf der Hand: »Und wenn er dressiert ist, warum muss er dann noch angekettet werden?«

Ich erinnere mich nicht, je eine schlüssige Antwort darauf bekommen zu haben. Mit der Zeit vergaß ich das Rätsel um den angeketteten Elefanten und erinnerte mich nur dann wieder daran, wenn ich auf andere Menschen traf, die sich dieselbe Frage irgendwann auch schon einmal gestellt hatten.

Vor einigen Jahren fand ich heraus, dass zu meinem Glück doch schon jemand weise genug gewesen war, die Antwort auf die Frage zu finden: Der Zirkuselefant flieht nicht, weil er schon seit frühester Kindheit an einen solchen Pflock gekettet ist.

Ich schloss die Augen und stellte mir den wehrlosen neugeborenen Elefanten am Pflock vor. Ich war mir sicher, dass er in diesem Moment schubst, zieht und schwitzt und sich zu befreien versucht. Und trotz aller Anstrengung gelingt es ihm nicht, weil dieser Pflock zu fest in der Erde steckt.

Ich stellte mir vor, dass er erschöpft einschläft und es am nächsten Tag gleich wieder probiert, und am nächsten Tag wieder, und am nächsten ... Bis eines Tages, eines für seine Zukunft verhängnisvollen Tages, das Tier seine Ohnmacht akzeptiert und sich in sein Schicksal fügt.

Dieser riesige, mächtige Elefant, den wir aus dem Zirkus kennen, flieht nicht, weil der Ärmste glaubt, dass er es nicht kann. Allzu tief hat sich die Erinnerung daran, wie ohnmächtig er sich kurz nach seiner Geburt gefühlt hat, in sein Gedächtnis eingebrannt. Und das Schlimmste dabei ist, dass er diese Erinnerung nie wieder ernsthaft hinterfragt hat. Nie wieder hat er versucht, seine Kraft auf die Probe zu stellen.

EIN GEDANKE DAZU ...

Uns allen geht es ein bisschen so wie diesem Zirkuselefanten. Vielleicht möchtest du diese Geschichte zum Anlass nehmen, dich zu fragen:
Wo zweifle ich an meinen Fähigkeiten?
Du bist mutig, talentiert und vor allem so viel stärker, als du früher warst. Da lohnt es sich, die eigenen Grenzen ganz bewusst zu überdenken und hier und da, sich von diesen zu befreien und zu lösen.

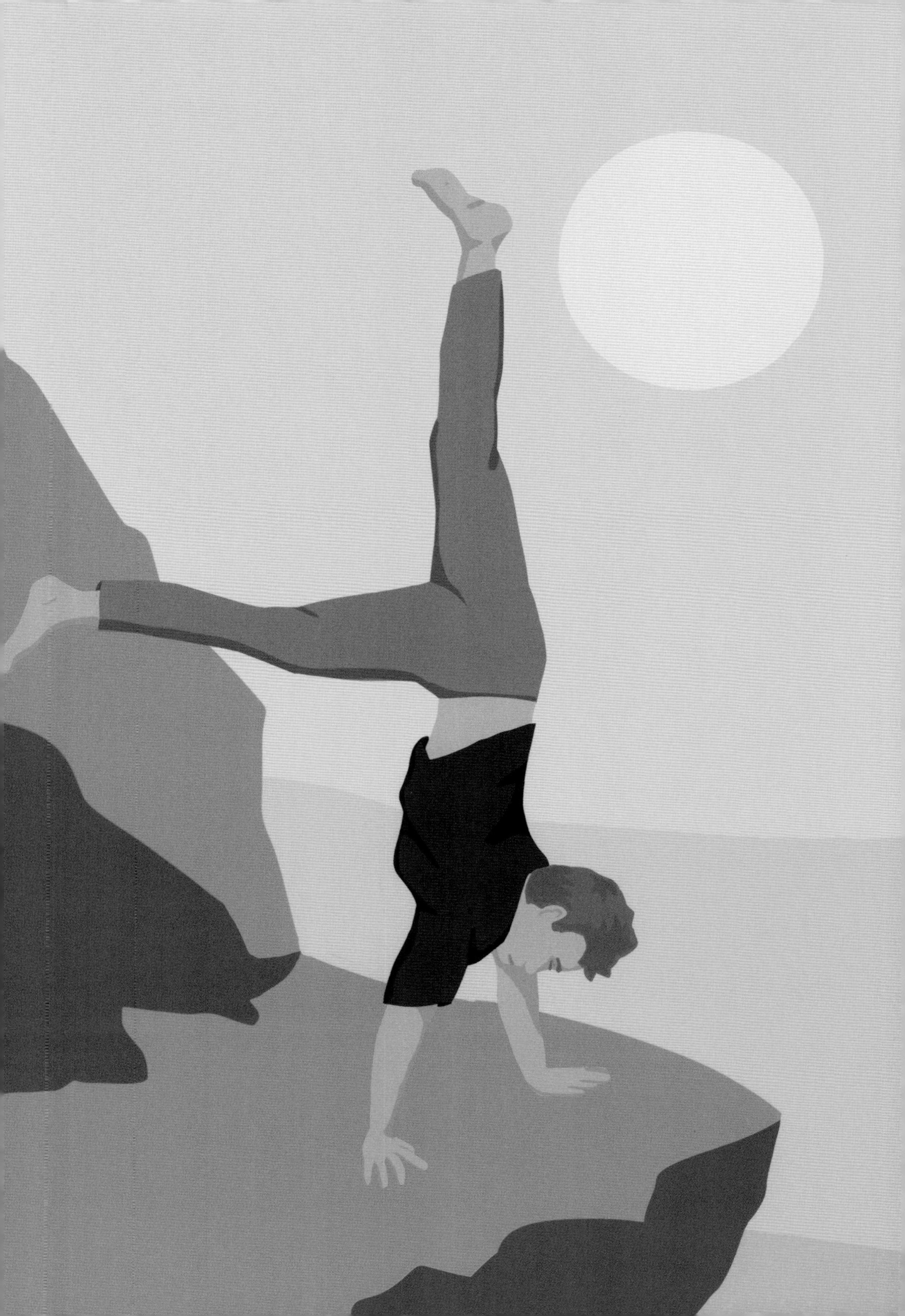

2. FASTENTAG

... weiter geht's!

ICH BRAUCHE HEUTE:

- ca. 3 l Trinkwasser
- ca. 1 l Kräutertee
- 250 ml Saft
- 350 ml Brühe
- 2 TL Honig
- Zitrone
- Wärmflasche
- Equipment für weitere Rituale

WAS NEHME ICH ZU MIR?

Starte den Tag mit einer Tasse Tee und einem Löffel Honig. Falls du diesen in deinen Tee einrührst, ist es wichtig, dass dieser nicht mehr zu heiß ist, ansonsten gehen wichtige Inhaltsstoffe verloren. Heute Vormittag ist ein Rosmarintee perfekt, um den Kreislauf etwas anzuregen. Den Saft zum Mittagessen kannst du entweder in kleinen Schlucken direkt aus dem Glas trinken oder du löffelst ihn, um mehr davon zu haben. Als Abendessen steht die Brühe auf dem Programm. 2 bis 3 Liter Tee und Wasser solltest du auch heute zu dir nehmen. Zwischendurch stehen wieder Zitronenschnitze auf dem Speiseplan.

WAS PASSIERT MIT MEINEM KÖRPER?

Der Körper hat nun alle Kohlenhydrate verbraucht und stellt auf den Fastenstoffwechsel um. Nun geht es an die Körperfette. Durch die Umstellung können eine leichte Schwäche und auch Kreislaufprobleme auftreten.

WAS KANN ICH FÜR MICH TUN?

Gehe heute alles etwas langsamer an und gönne dir viele Ruhephasen. Auch wenn du dich nicht danach fühlst: Baue kleine Bewegungseinheiten ein und mache zum Beispiel einen Waldspaziergang. Solche kleinen Aktivitäten an der frischen Luft helfen dir und bringen den Kreislauf in Schwung. Außerdem solltest du an deine Rituale denken. Eine Trockenbürstenmassage macht wach und kann dir einen kleinen Energiekick geben.

M | D | M | D | F | S | S

DATUM ______________ ○ ○ ○ ○ ○ ○

WIE HAST DU GESCHLAFEN? ○ sehr gut ○ so lala ○ nichtgut

....

SO SORGE ICH FÜR EINEN GUTEN TAG

....

....

....

....

Alles fängt bei uns selbst an!

DARAUF FREUE ICH MICH HEUTE ...

1. ....
2. ....
3. ....

2. FASTENTAG

So war mein Tag …

- O total gut
- O so lala
- O emotional
- O planmäßig
- O stressig
- O überraschend
- O Frag nicht!
- O unspektakulär
- O oder so: ……………………………………………………………………

BLEIBENDE EINDRÜCKE UND MOMENTE

……………………………………………………………………

……………………………………………………………………

……………………………………………………………………

……………………………………………………………………

Ich bin gut zu mir und vertraue mir!

DAS HABE ICH HEUTE FÜR MICH GETAN

Rituale: ……………………………………………………………

Bewegung: …………………………………………………………

Entspannung: ………………………………………………………

GEWICHT	TRINKMENGE	DARMENTLEERUNG
________ kg	________ l	ja ○ nein ○

Das war mein 2. Fastentag ;)

UND DAS NEHME ICH MIR FÜR MORGEN VOR

....

....

....

....

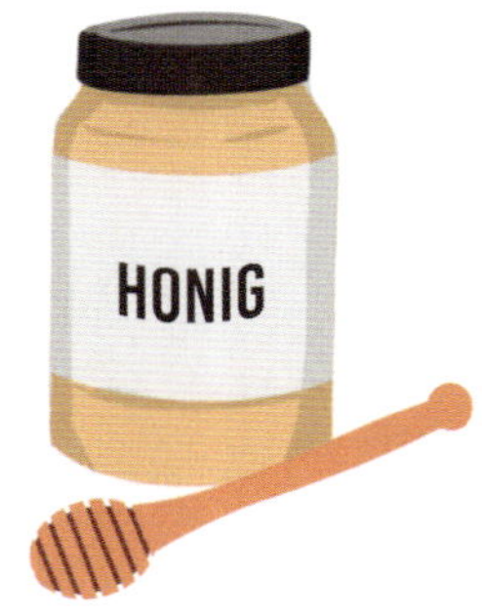

GROSSES

kann nur
entstehen,
wenn wir KLEIN
anfangen.

KLEINE AUSZEIT

Motiviere und informiere dich!

Wir haben die Erfahrung gemacht, dass Menschen, die fasten, oft viel empfänglicher für neue Informationen sind. Der Geist ist wacher und du bist beim Fasten oft aufnahmefähiger. Dieses Phänomen kannst du dir beim Fasten zunutze machen und dich einfach mal etwas schlaumachen.

Informiere dich zum Thema Fasten, lies Erfahrungsberichte, schau dir Dokumentationen rund um das Thema an – es gibt viel mehr darüber zu berichten, als in einem einzigen Buch stehen kann.

Es gibt auch viele Gruppen auf Facebook oder Instagram-Accounts, die nur übers Fasten informieren. Wenn du Lust hast, schließe dich an. Das Gute daran ist: Es motiviert dich, am Ball zu bleiben, es macht dir bewusst, was da mit dir passiert, und zeigt dir, dass du gerade genau das Richtige für dich und deinen Körper tust.

Informiere dich und lerne mehr über das Thema Fasten und was es alles kann. Weiter so!

3. FASTENTAG

Halbzeit!

ICH BRAUCHE HEUTE:

- ca. 3 l Trinkwasser
- ca. 1 l Kräutertee
- 250 ml Saft
- 350 ml Brühe
- 2 TL Honig
- Zitrone
- Wärmflasche
- Equipment für weitere Rituale

WAS NEHME ICH ZU MIR?

Es kann sein, dass du heute vor Energie sprühst, dennoch vergiss den Löffel Honig nicht. Er unterstützt den Fastenstoffwechsel zusätzlich. Dazu kannst du mit dem Löwenzahntee die Selbstreinigungskräfte unterstützen. Zum Mittagessen gibt es Saft, und am Abend darfst du dir eine leckere Brühe schmecken lassen. Wasser und Tee solltest du zusätzlich viel trinken. Versuche, auf deine 3 Liter zu kommen. Die Zitronenschnitze sind heute perfekt für einen Frischekick. Sauer macht lustig!

WAS PASSIERT MIT MEINEM KÖRPER?

Die Regenerations- und Reparaturprozesse laufen auf Hochtouren. Der Körper arbeitet und es werden vermehrt Stoffwechselprodukte ausgeschieden. Mund- und ein veränderter Körpergeruch können die Folge sein.

WAS KANN ICH FÜR MICH TUN?

Heute hast du wahrscheinlich wieder etwas mehr Energie. Vielleicht erreichst du auch schon dein Fastenhoch und du könntest Bäume ausreißen. Nutze diese Energie für einen langen Spaziergang oder auch intensivere Bewegung. Vielleicht gönnst du dir heute auch eine kleine Wellnesseinheit und verwöhnst deine Haut mit einer kleinen Ölmassage. Auch Sauna wäre ab heute eine Option, wenn dein Kreislauf sich stabil anfühlt.

M | D | M | D | F | S | S

DATUM ______________

○ ○ ○ ○ ○ ○

WIE HAST DU GESCHLAFEN? ○ sehr gut ○ so lala ○ nicht gut

....

SO SORGE ICH FÜR EINEN GUTEN TAG

....

....

....

....

Neue Wege entstehen beim Gehen!

DARAUF FREUE ICH MICH HEUTE …

1. ....
2. ....
3. ....

3. FASTENTAG

So war mein Tag …

- ○ total gut
- ○ so lala
- ○ emotional
- ○ planmäßig
- ○ stressig
- ○ überraschend
- ○ Frag nicht!
- ○ unspektakulär
- ○ oder so: ……………………………………………………………

BLEIBENDE EINDRÜCKE UND MOMENTE

……………………………………………………………

……………………………………………………………

……………………………………………………………

……………………………………………………………

Stabilität, Sicherheit und Zuversicht nehmen zu!

DAS HABE ICH HEUTE FÜR MICH GETAN

Rituale: ……………………………………………………………

Bewegung: ……………………………………………………………

Entspannung: ……………………………………………………………

GEWICHT

________ kg

TRINKMENGE

________ l

DARMENTLEERUNG

ja ○ nein ○

Das war mein dritter Fastentag ;)

UND DAS NEHME ICH MIR FÜR MORGEN VOR

....

....

....

....

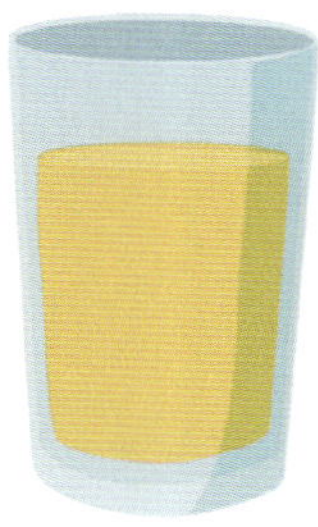

Do less with more **FOCUS**

KLEINE AUSZEIT

Ein achtsamer Spaziergang

In einer Welt, in der alles immer schnell gehen muss und die To-do-Listen ewig lang sind, solltest du dir auch mal ein paar Momente für dich allein gönnen und den Fokus ganz bewusst auf dich selbst lenken. Vor allem beim Fasten sollte das nicht zu kurz kommen.

STELL DICH IN DEN MITTELPUNKT, DENN JETZT GEHT ES NUR UM DICH!

Die Achtsamkeitsübungen, die wir für dich rausgesucht haben, kannst du ganz einfach beim nächsten Spaziergang ausprobieren. Ein Spaziergang an der frischen Luft, in der Natur kann wahnsinnig befreiend sein und dich auf gute Gedanken bringen.

Sei ganz aufmerksam und versuche mal, auf die kleinen Dinge um dich herum zu achten: Was sehe ich? Was rieche ich? Wie fühlt sich die Luft an?

Wenn du die Umwelt erfasst hast und sie ausreichend wahrnimmst, höre in dich hinein und laufe mal ganz bewusst: Wie schnell oder langsam laufe ich? Wie fühlt sich das an? Sind die Beine schwer oder ist alles ganz beschwingt und leicht?

Wenn dir bewusst ist, wie du läufst, mach mal eine kleine Pause. Suche dir dazu einen schönen, ruhigen Ort, an dem du komplett ungestört bist. Schließe die Augen und achte bewusst auf deinen Atem. Du wirst feststellen, dass dein Atem nicht gleichmäßig ist. Wenn du in Gedanken mitzählst, wird dein Einatmen sicher kürzer oder länger sein als dein Ausatmen. Erzwinge einen gleichmäßigen Atem nicht, sondern atme ruhig und langsam, bis er sich automatisch angleicht und du genauso lange ein- wie ausatmest. Bewusstes Atmen gehört zu den wichtigsten Übungen des Achtsamkeitstrainings.

Wenn sich deine Atmung ausgeglichen anfühlt und du bereit bist, kannst du deinen Spaziergang fortsetzen.

Gehe ganz bewusst weiter. Achte weiterhin auf deine Atmung, dein Umfeld und darauf, wie du läufst. Um das Laufen und das Umfeld noch intensiver wahrzunehmen, kannst du auch einfach mal barfuß weitergehen. Wenn das Wetter es zulässt, befreie deine Füße doch mal von den Schuhen. So erlebst du die Natur noch intensiver.

Was empfindest du? Ist der Untergrund kalt oder warm? Wie fühlt sich die Oberfläche an, auf der du gehst? Barfußgehen ist allgemein eine gute Achtsamkeitsübung, die du auch zu Hause gut praktizieren kannst. Denn auch dort hast du unterschiedliche Untergründe.

Wenn du nun so ganz dabei bist – im Hier und Jetzt und in deiner ganz eigenen Wahrnehmung –, fällt es dir vielleicht auch leichter, mal einen anderen Weg einzuschlagen. Gehe doch mal rechts statt links herum. Ein neuer Weg bietet auch eine neue Umgebung. Ganz automatisch schaust du viel bewusster hin und es ergeben sich vielleicht auch neue Möglichkeiten. Es kann passieren, dass sich daraus neue Gedanken und Ideen entwickeln. Das kann unglaublich inspirierend sein.

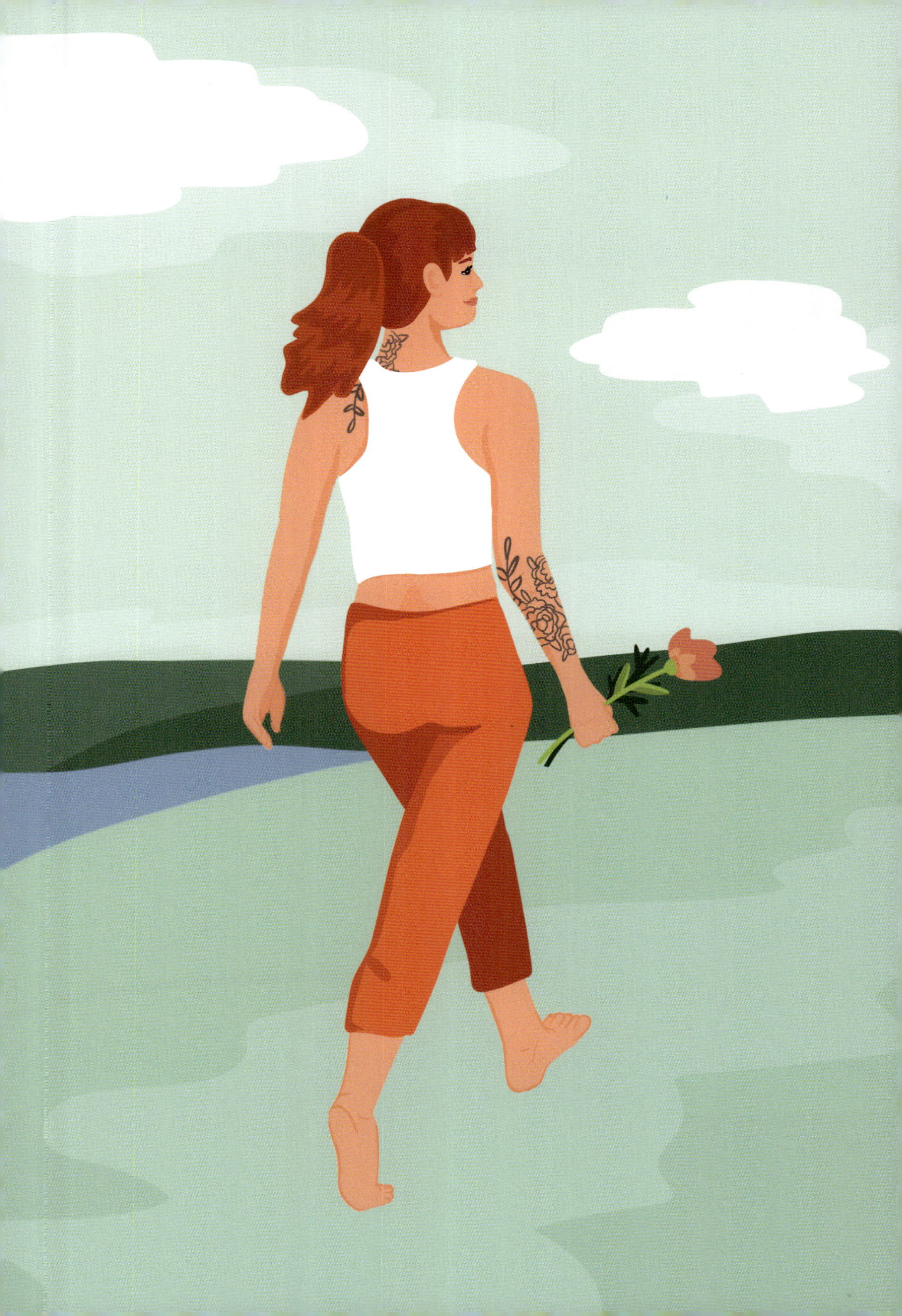

4. FASTENTAG

Jetzt läuft's

ICH BRAUCHE HEUTE:

- ca. 3 l Trinkwasser
- ca. 1 l Kräutertee
- 250 ml Saft
- 350 ml Brühe
- 2 TL Honig
- Zitrone
- Wärmflasche
- Equipment für weitere Rituale

WAS NEHME ICH ZU MIR?

Wie wäre es mit einer Tasse Brennnesseltee zum Frühstück? Zusammen mit einem Löffel Honig ist das der perfekte Start in den vierten Fastentag. Der Kreislauf kommt so in Fahrt und die Nieren werden zusätzlich etwas unterstützt. Zu Mittag gibt es heute Saft und am Abend darfst du deine Brühe genießen. Denk daran, über den Tag verteilt 2 bis 3 Liter Wasser zu trinken. Damit nur Wasser nicht irgendwann langweilig wird, kannst du auch Zitronensaft ins Wasser träufeln oder das Wasser mit Ingwerscheiben, Gurken oder Obstscheiben pimpen. Ob du dein Wasser kalt, warm oder heiß trinkst, ist dir überlassen.

WAS PASSIERT MIT MEINEM KÖRPER?

Zellmüll wird weiter abtransportiert und »entsorgt«, der Körperputz ist in vollem Gange. Wahrscheinlich läuft nun alles etwas entspannter, energiegeladener. Glückshormone werden jetzt verstärkt ausgeschüttet. Spürst du's?

WAS KANN ICH FÜR MICH TUN?

Nutze die Energie an deinem vorletzten Fastentag für Bewegungseinheiten, gerne draußen in der Natur. Vielleicht machst du einen achtsamen Spaziergang oder du gehst eine Runde Walken. Falls du heute eine Yogaeinheit machst, wirst du feststellen, dass du viel gelenkiger bist als sonst. Probier's aus. Und sei stolz auf das, was du bisher erreicht hast.

M | D | M | D | F | S | S

DATUM ______________ ○ ○ ○ ○ ○ ○

WIE HAST DU GESCHLAFEN? ○ sehr gut ○ so lala ○ nicht gut

....

SO SORGE ICH FÜR EINEN GUTEN TAG

....

....

....

....

Sei stolz auf dich!
Belohne dich und mache etwas Schönes.

DARAUF FREUE ICH MICH HEUTE ...

1. ....
2. ....
3. ....

4. FASTENTAG

So war mein Tag …

- total gut
- so lala
- emotional
- planmäßig
- stressig
- überraschend
- Frag nicht!
- unspektakulär
- oder so: ……………………………………………………………………

BLEIBENDE EINDRÜCKE UND MOMENTE

……………………………………………………………………

……………………………………………………………………

……………………………………………………………………

……………………………………………………………………

Bewegung und viel trinken sind heute die perfekte Kombination.

DAS HABE ICH HEUTE FÜR MICH GETAN

Rituale: ……………………………………………………………

Bewegung: …………………………………………………………

Entspannung: ………………………………………………………

GEWICHT	TRINKMENGE	DARMENTLEERUNG
________ kg	________ l	ja ○ nein ○

Das war mein vierter Fastentag ;)

UND DAS NEHME ICH MIR FÜR MORGEN VOR

....

....

....

....

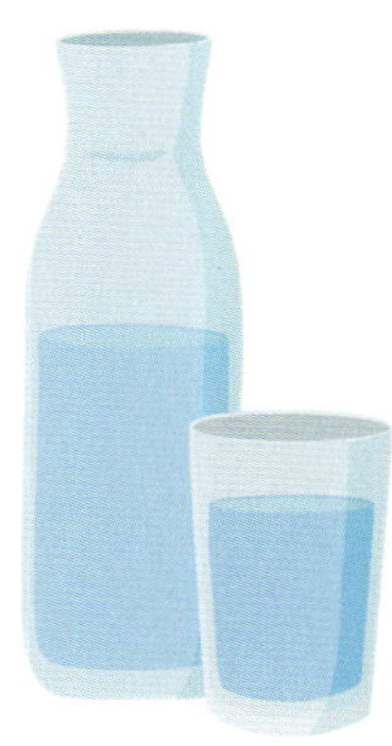

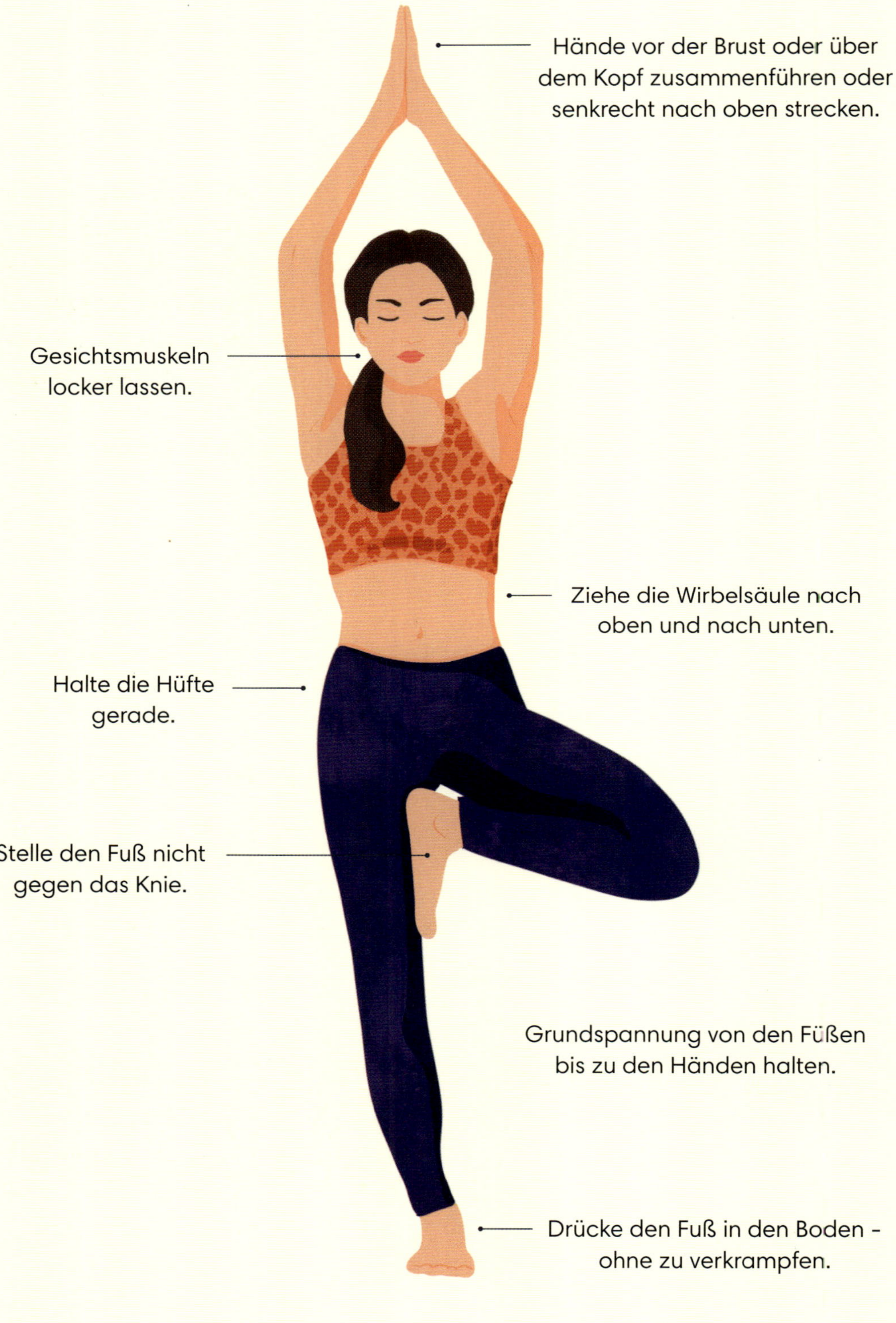
Hände vor der Brust oder über dem Kopf zusammenführen oder senkrecht nach oben strecken.
Gesichtsmuskeln locker lassen.
Ziehe die Wirbelsäule nach oben und nach unten.
Halte die Hüfte gerade.
Stelle den Fuß nicht gegen das Knie.
Grundspannung von den Füßen bis zu den Händen halten.
Drücke den Fuß in den Boden - ohne zu verkrampfen.

KLEINE AUSZEIT

Der Baum

Der Baum, auch Vrksasana genannt, ist eine ganz klassische Asana im Yoga. Es handelt sich um eine Balancehaltung, die auf verschiedenen Ebenen wirken kann. Zum einen fördert sie die Stabilität, zum anderen die Flexibilität. Die Kunst ist es, die Balance dazwischen zu finden. Denn ein Gleichgewicht und eine gewisse Standhaftigkeit kann nur zustande kommen, wenn du weder zu flexibel noch zu stabil bist. Auf diese Weise wirkt die Haltung erdend, zentrierend und beruhigend, sowohl auf den Körper als auch auf den Geist.
Egal, ob du ganz wackelig wie eine Bambusstange oder fest wie eine Eiche dastehst, beides ist richtig und wunderbar.
Die Message des Baums: Alles darf so sein, wie es gerade ist.

ANLEITUNG

Stelle dich aufrecht hin, die Füße hüftbreit und fest mit dem Boden verwurzelt. Strecke die Wirbelsäule lang und spüre den stabilen Stand.
Verlagere dein Gewicht dann auf den linken Fuß, zieh das rechte Knie hoch zum Oberkörper und halte es mit beiden Händen fest; der rechte Fuß ist entspannt. Wenn dir danach ist, kannst du das Fußgelenk in dieser Position auch kreisen lassen.
Um das Gleichgewicht auf einem Bein stehend besser halten zu können, fokussiere dich auf einen Punkt vor dir am Boden.
Wenn du das Gefühl hast, dass du einigermaßen sicher stehst, platziere deinen rechten Fuß an eine dieser drei Stellen:

- rechte Ferse an linkes Sprunggelenk,
- rechte Fußsohle an linke Wade,
- rechte Fußsohle an die Innenseite des linken Oberschenkels.

Bei jeder Variante öffne das Knie und die Hüfte zur Seite. Beachte auf jeden Fall, dass die Fußsohle nicht auf das Sprung- oder Kniegelenk drückt.
Nimm nun deine Hände vor der Brust zusammen oder strecke sie nach oben – geöffnet oder in Namaste-Haltung.

Auch für die Hände darfst du dir eine Position aussuchen:

- Hände vor der Brust zusammengelegt – Namaste-Haltung,
- Hände geöffnet nach oben gestreckt,
- Hände nach oben gestreckt in der Namaste-Haltung.

Wenn deine Arme nach oben gestreckt sind, achte darauf, deine Schultern unten zu lassen.

Schiebe dein Becken so weit nach vorn, dass Füße, Becken und Brust in einer Linie sind.

Diese Position solltest du etwa fünf ruhige Atemzüge halten. Dann löse sie langsam wieder.

Wiederhole das Ganze nun auch auf der anderen Seite.

»Schiebe deine Wurzeln wie ein Baum in den Boden und strecke deine Arme zur Sonne hin. Je stärker die Wurzeln, desto höher der Baum.«

– Baron Baptiste –

Take the time
to make your
SOUL HAPPY.

5. FASTENTAG

Das Ziel vor Augen

ICH BRAUCHE HEUTE:

- ca. 3 l Trinkwasser
- ca. 1 l Kräutertee
- 250 ml Saft
- 350 ml Brühe
- 2 TL Honig
- Zitrone
- Wärmflasche
- Equipment für weitere Rituale

WAS NEHME ICH ZU MIR?

Der fünfte und letzte Fastentag! Yeah! Heute gibt es zum Frühstück vielleicht eine Tasse Zinnkrauttee, dieser ist harntreibend und spült alles noch einmal gut durch. Außerdem kannst du für einen Energiekick gleich den Löffel Honig dazu lutschen. Auf dem Speiseplan steht am Mittag Saft und am Abend eine leckere Brühe. Wie immer solltest du auch heute 2 bis 3 Liter Tee und Wasser trinken. Und wenn du dann noch die Zitrone zu dir nimmst, ist die Versorgung für den letzten Fastentag perfekt.

WAS PASSIERT MIT MEINEM KÖRPER?

Der Körper beschäftigt sich weiterhin mit dem Selbstreinigungsprozess und scheidet überflüssige Stoffe aus. Er hat schon volle Arbeit geleistet und dafür gesorgt, dass bereits jetzt deine Blutfettwerte besser sind und dein Hormon- und Blutzuckerspiegel reguliert sind.

WAS KANN ICH FÜR MICH TUN?

Der letzte Fastentag! Du hast es fast geschafft und kannst wahnsinnig stolz auf dich sein. Lass es dir heute richtig gut gehen. Wenn du magst, bietet sich noch mal ein Einlauf an. Gönn dir eine schöne Bewegungseinheit, vielleicht einen Saunagang oder eine Massage. Du kannst auch schon die Zutaten für die Aufbautage einkaufen gehen. Es ist großartig, wie anders sich Einkaufen anfühlen kann.

M | D | M | D | F | S | S

DATUM

WIE HAST DU GESCHLAFEN? ○ sehr gut ○ so lala ○ nicht gut

SO SORGE ICH FÜR EINEN GUTEN TAG

Genieße den letzten Fastentag.
Spüre die Leere in dir.

DARAUF FREUE ICH MICH HEUTE ...

1.

2.

3.

5. FASTENTAG

So war mein Tag …

- ○ total gut
- ○ so lala
- ○ emotional
- ○ planmäßig
- ○ stressig
- ○ überraschend
- ○ Frag nicht!
- ○ unspektakulär
- ○ oder so: ……………………………………………………………

BLEIBENDE EINDRÜCKE UND MOMENTE

……………………………………………………………

……………………………………………………………

……………………………………………………………

……………………………………………………………

Wie wäre es heute noch mal mit einem Einlauf?

DAS HABE ICH HEUTE FÜR MICH GETAN

Rituale: ……………………………………………………

Bewegung: …………………………………………………

Entspannung: ………………………………………………

GEWICHT	TRINKMENGE	DARMENTLEERUNG
______ kg	______ l	ja ○ nein ○

Das war mein fünfter Fastentag ;)

UND DAS NEHME ICH MIR FÜR MORGEN VOR

....

....

....

....

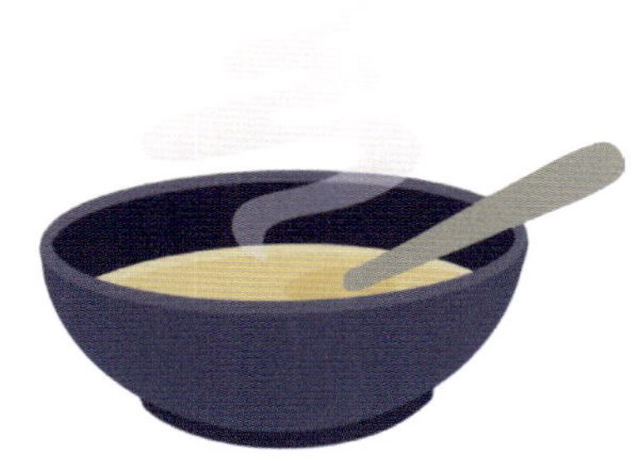

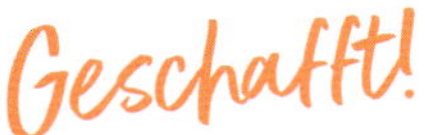

NO. 5

Versuche, das gute Gefühl, das du jetzt hast, mitzunehmen. Dein verändertes Körpergefühl, die Wahrnehmung von dir selbst und die Aufgeräumtheit. Wenn du es im Alltag schaffst, dieses Gefühl wieder hervorzurufen, kann es manchmal sehr helfen.

WIE FÜHLST DU DICH?

....

....

....

....

....

....

....

....

....

....

....

KLEINE AUSZEIT

Mandala

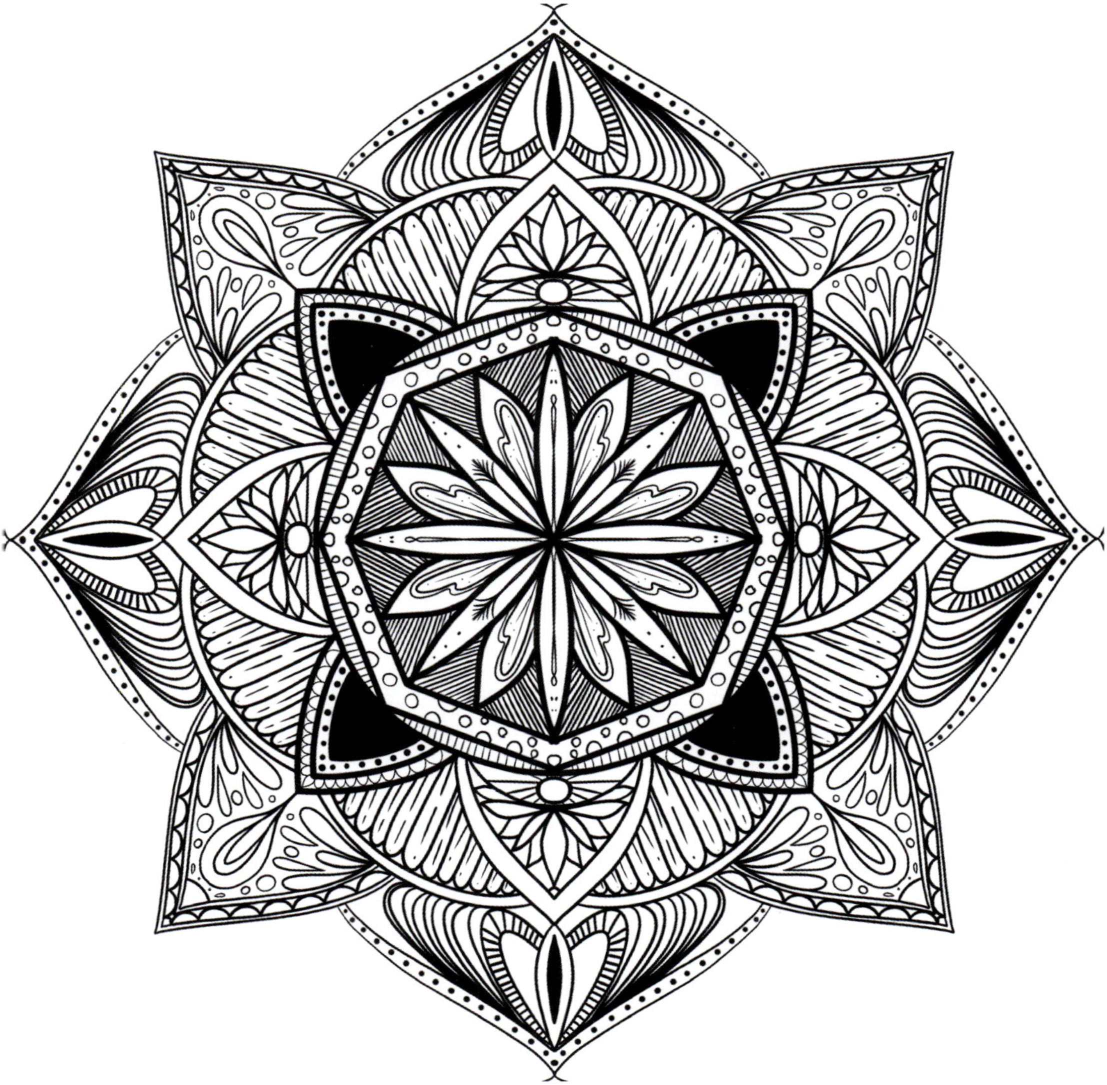

Diese Seite kannst du auch herausschneiden – so fällt es dir vielleicht leichter, das Mandala auszumalen ;)

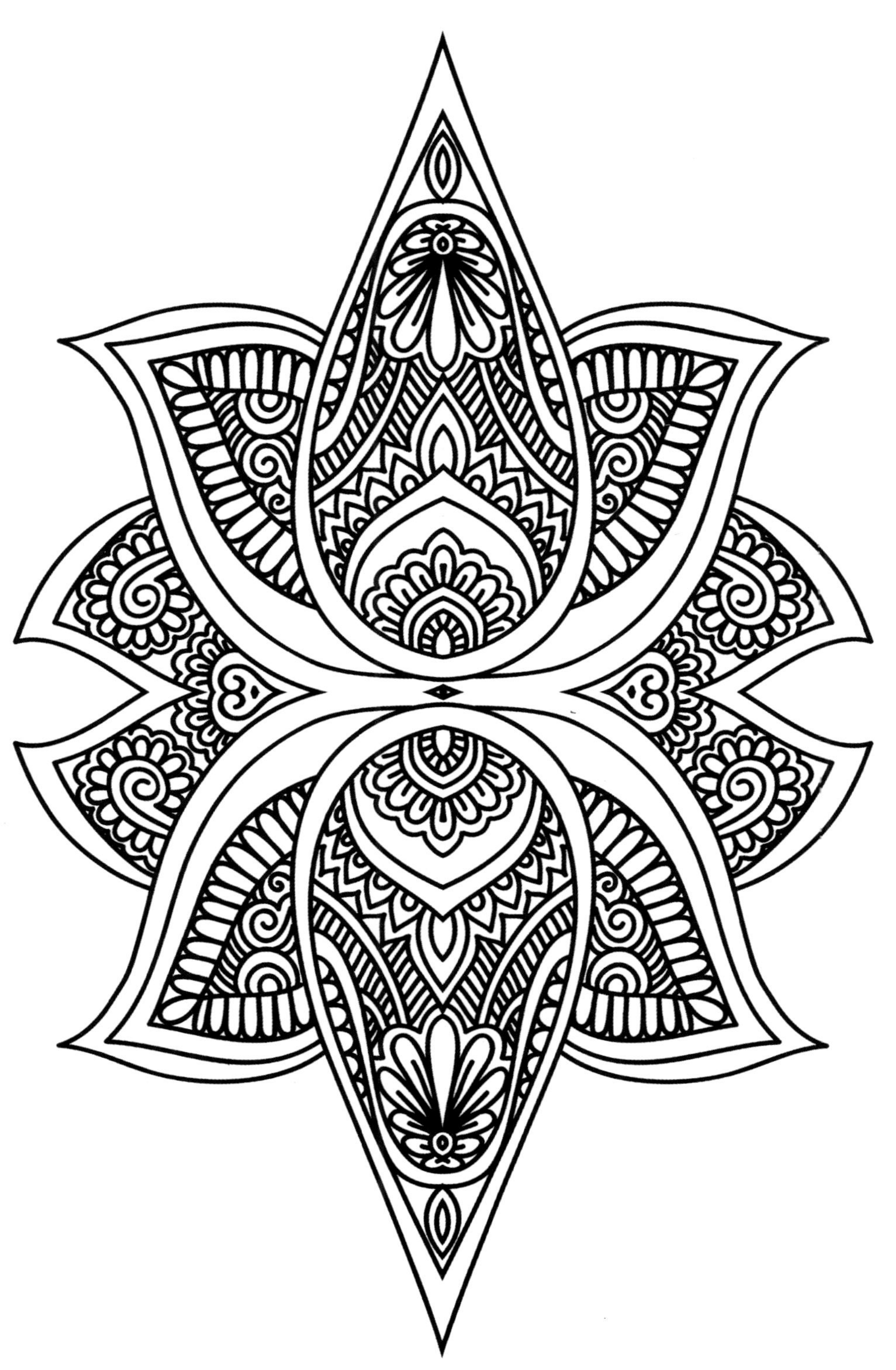

FRAGEN

Kann ich auch länger fasten?

Ja, darfst du. Wir würden aber gerade beim ersten Mal oder mit wenig Erfahrung empfehlen, mit fünf Tagen zu starten. Wenn du dann während des Fastens feststellst, dass es dir und deinem Körper richtig guttut und du noch länger fasten möchtest, kannst du ohne Weiteres noch ein bis fünf Tage dranhängen. Zehn Fastentage würden wir dir maximal empfehlen. Wichtig dabei: Höre auf deinen Körper! Und wenn du länger fastest, solltest du auch länger aufbauen! Die Faustregel dafür ist, dass ein Drittel der Fastentage als Aufbautage hinten angehängt werden sollten. Wenn du also neun Tage fastest, solltest du drei Aufbautage einhalten.

Darf ich Brühe und Saft tauschen?

Ja. Wenn dir eher mittags nach der warmen Brühe ist, kannst du sie auch dann essen. Allerdings enthält sie kaum Kalorien. Daher wäre es sinnvoll, mittags als Dessert nach der Brühe noch einen Teelöffel Honig zu lutschen. So kommst du besser über den Tag. Der Saft mit seinem Fruchtzucker würde mittags für einen Energiekick sorgen, der dir bei der Brühe wahrscheinlich fehlt.

Kann ich Instantbrühe essen?

Wir raten davon ab. Instantbrühe enthält oft sehr viel Salz und manchmal auch Fett – zwei Dinge, auf die du beim Fasten weitestgehend verzichten sollst. Wenn du dir selbst keine frische Brühe kochen magst, kannst du auch einfach Gemüsesaft aus dem Bioladen oder Reformhaus mit heißem Wasser aufgießen.

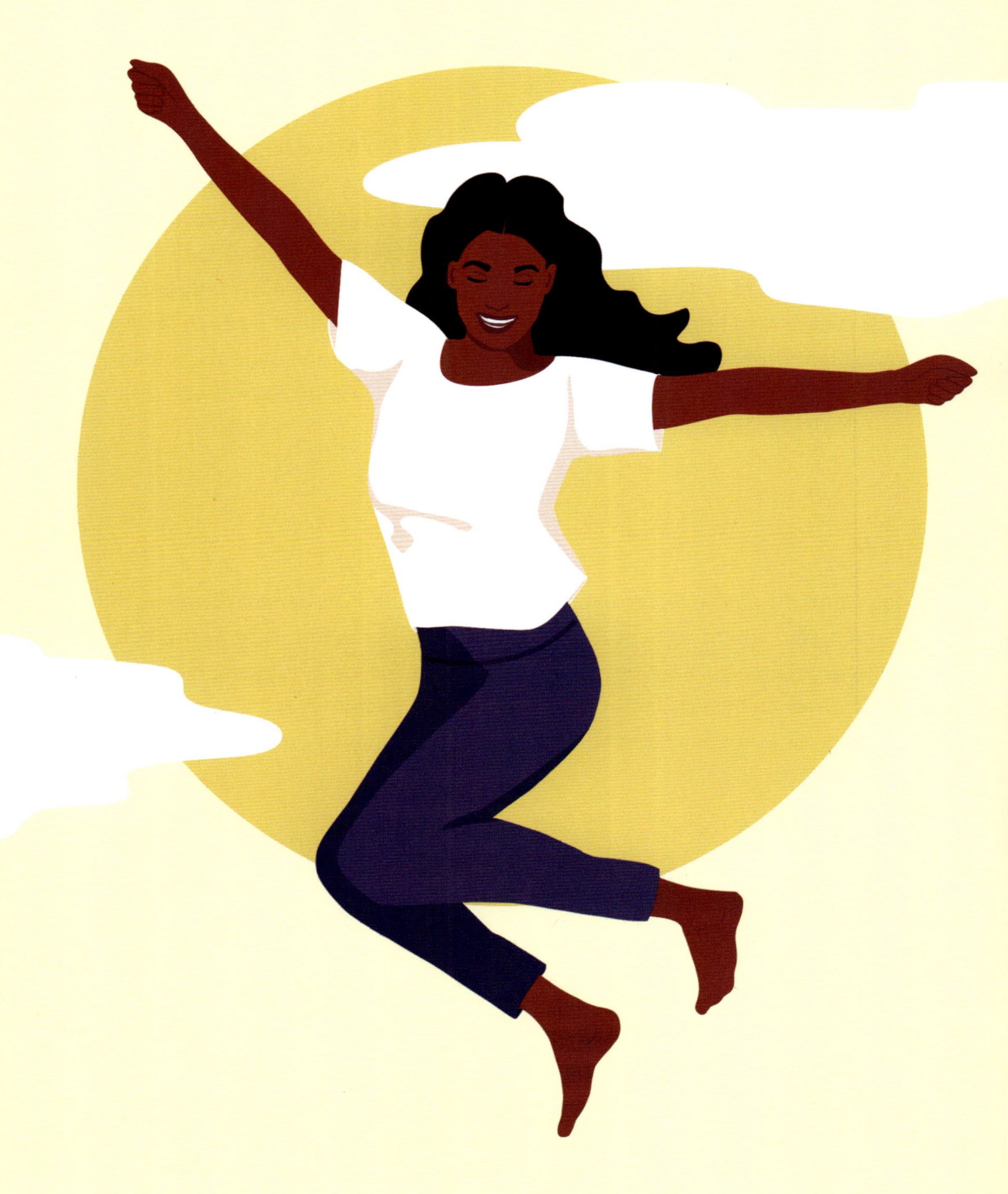

DIE AUFBAUTAGE

Höre auf deinen Bauch und sei behutsam!

AUFBAUTAGE SIND FASTENTAGE

Deshalb solltest du auch an diesen Tagen ein paar Dinge beachten, die wichtig sind, um deinen Körper wieder langsam an die feste Nahrung zu gewöhnen. Dein Körper ist gerade jetzt sehr empfindsam.

- viel, viel trinken (min. 2 Liter am Tag). Die Verdauungsorgane brauchen wieder viel Flüssigkeit, um ihre Arbeit zu tun

- so salzarm wie möglich essen. Salz bindet Wasser und kann bei zu großer Zufuhr den Körper schnell »aufquellen« lassen

- Zucker vermeiden

- Auf die Körpersignale achten. Bei Sättigung aufhören zu essen. Der Körper braucht weniger, als wir manchmal glauben. Nur kleine Portionen essen und jeden Happen gut zerkauen. Langsam und bewusst essen!

- Natürlich und einfach essen. Der Speiseplan sollte sehr ballaststoffreich sein: Obst, viel Gemüse und Vollkorngetreide.

- Keine schwer verdaulichen Speisen wie Fleisch, Hartkäse, Frittiertes etc. essen. Kein Fastfood und keine Fertiggerichte.

- Kein Alkohol, kein Kaffee und keine Zigaretten. Genussmittel wirken nach dem Fasten extrem stark auf den Organismus und sollten daher noch vermieden werden. Vielleicht ist jetzt auch ein guter Zeitpunkt, um das eine oder andere komplett wegzulassen oder zu reduzieren.

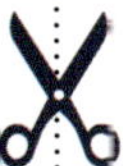

Diesen Abschnitt kannst du ausschneiden und als kleine Stütze für die Aufbautage an den Kühlschrank, Spiegel oder dorthin hängen, wo du häufig vorbeikommst ;)

It always seems impossible until it is done.

YOU DID IT!

VERPFLEGUNG

Was brauche ich alles für die Aufbautage?

- 1 leckerer Apfel (alternativ auch ein anderes Stück Obst oder Gemüse)
- verschiedene Sorten Tee
- Trinkwasser
- Zutaten für Frühstück, Mittag- und Abendessen (diese kannst du sehr gut am letzten Fastentag einkaufen)
- Wärmflasche für den Leberwickel
- Zubehör für die Rituale

MEINE EINKAUFSLISTE

....

....

....

....

....

....

....

1. AUFBAUTAG

Du darfst wieder kauen!

ICH BRAUCHE HEUTE:

- ca. 3 l Trinkwasser
- ca. 1 l Kräutertee
- 1 Apfel
- Mittagessen, Abendessen, laut Rezept oder Ähnliches
- Wärmflasche
- Equipment für weitere Rituale

WAS NEHME ICH ZU MIR?

Heute ist es so weit: Endlich wieder kauen! Dennoch startest du mit einem Tee und isst den Apfel erst im Laufe des Morgens. Dann, wenn du bereit bist. Denn der Apfel soll gefeiert werden! Zur Unterstützung gibt es die Apfelmeditation (siehe Seite 134 f.). Du kannst den Apfel roh, in kleine Stücke geschnitten oder als Bratapfel essen. Je nachdem, worauf du Lust hast. Falls du Äpfel nicht magst oder verträgst, kannst du auch ein anderes Stück Obst oder Gemüse zu dir nehmen. Zum Mittagessen darfst du dir eine Gemüsesuppe gönnen. Und als Abendessen Ofengemüse oder Vollkornreis mit Gemüse. Such das aus, wonach dir ist. Herzhaft, süß, warm oder kalt … Baue möglichst viel Trockenobst, Leinsamen und fermentierte Lebensmittel in den Ernährungsplan ein, um den Darm zu unterstützen, und achte auf die Grundregeln der Aufbautage.

WAS PASSIERT MIT MEINEM KÖRPER?

Der Stoffwechsel stellt sich auf die Ernährung von außen um. Der Körper kümmert sich jetzt auch wieder um die Magen- und Darmarbeit. Das benötigt Energie und kann dazu führen, dass du dich etwas müde fühlst. Die Flüssigkeit, die nun wieder zum Verdauen benötigt wird, macht sich auf der Waage bemerkbar. Wundere dich nicht, wenn diese wieder etwas mehr anzeigt.

WAS KANN ICH FÜR MICH TUN?

Gönn deinem Körper heute viel Ruhe, er hat einiges zu tun. Denk daran, langsam und bewusst zu essen und gut zu kauen. Und genieße es!

M | D | M | D | F | S | S

DATUM

WIE HAST DU GESCHLAFEN? ○ sehr gut ○ so lala ○ nicht gut

SO SORGE ICH FÜR EINEN GUTEN TAG

Genieße jeden Bissen.
Mach dir bewusst, wie wertvoll Essen ist.

DARAUF FREUE ICH MICH HEUTE ...

1.

2.

3.

1. AUFBAUTAG

So war mein Tag …

- ○ total gut
- ○ so lala
- ○ emotional
- ○ planmäßig
- ○ stressig
- ○ überraschend
- ○ Frag nicht!
- ○ unspektakulär
- ○ oder so: ……………………………………………………………………………………

BLEIBENDE EINDRÜCKE UND MOMENTE

……………………………………………………………………………………

……………………………………………………………………………………

……………………………………………………………………………………

……………………………………………………………………………………

Aufbautage sind Fastentage!

DAS HABE ICH HEUTE FÜR MICH GETAN

Rituale: ……………………………………………………………………………

Bewegung: …………………………………………………………………………

Entspannung: ………………………………………………………………………

GEWICHT	TRINKMENGE	DARMENTLEERUNG
________ kg	________ l	ja ○ nein ○

Das war mein erster Aufbautag ;)

UND DAS NEHME ICH MIR FÜR MORGEN VOR

....

....

....

....

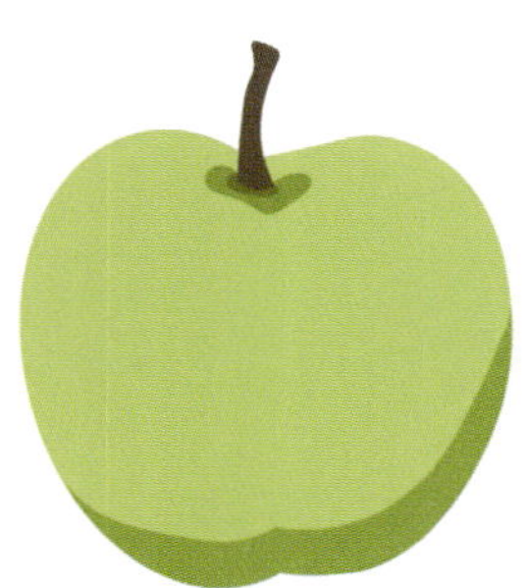

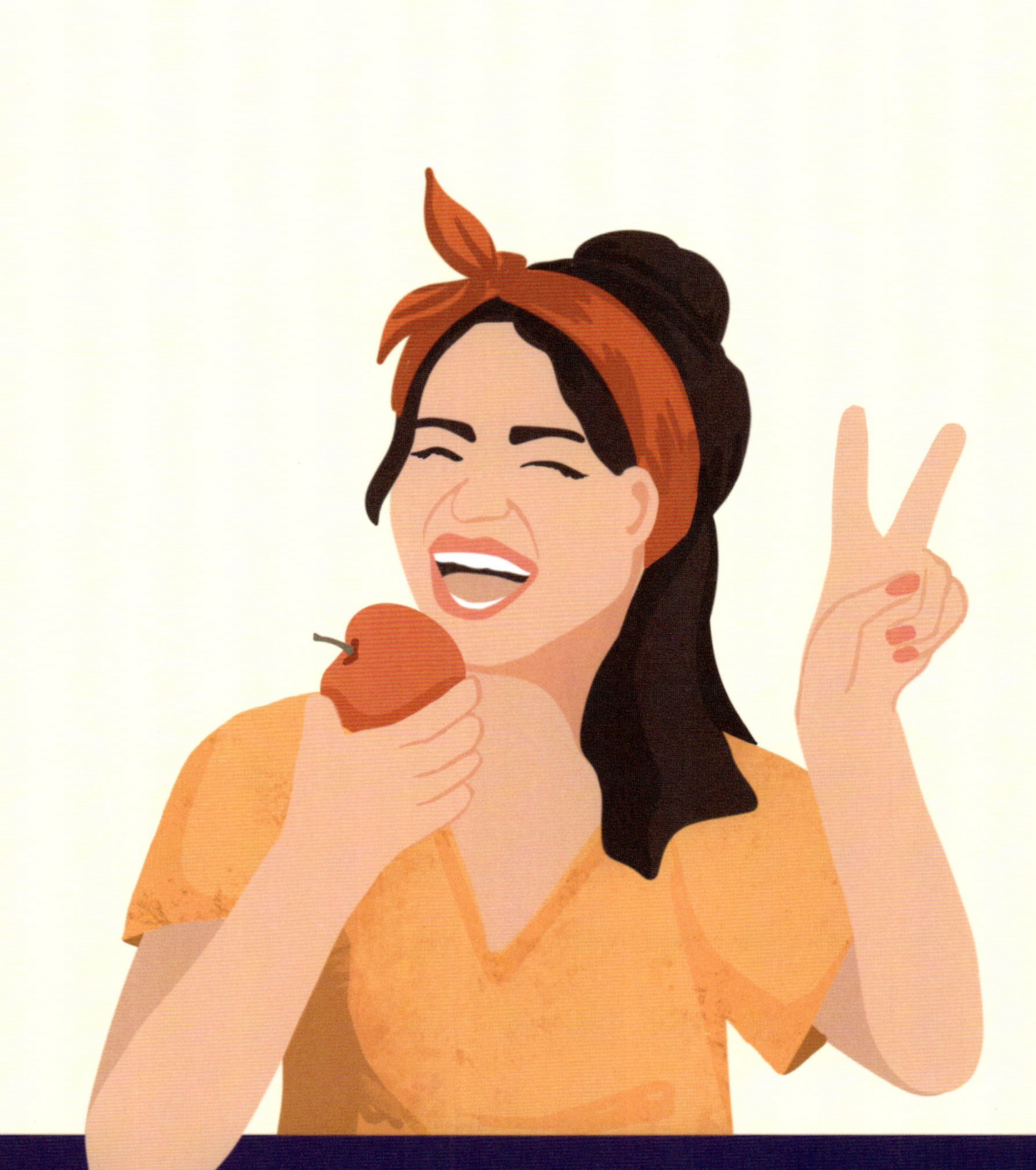

DAS FASTENBRECHEN

Endlich wieder kauen!

Die Vorfreude ist groß. Die erste feste Mahlzeit nach fünf Fastentagen steht bevor. Während des Fastens hast du sicherlich viel übers Essen nachgedacht und dir die leckersten Gerichte ausgemalt. Durchweg alle Fastenden haben Lust auf frisches, knackiges Obst, duftendes Gemüse oder einfach eine Ofenkartoffel mit einem Klecks Quark. Der Körper weiß eben, was gut für ihn ist, und gerade beim Fasten spürst du ganz deutlich, wie intuitiv Essen eigentlich sein kann. Für den Erhalt deines Fastengewinns und den Einstieg in das Essen ist es wichtig, wie du den Übergang vom Nichtessen zum Wieder-Essen gestaltest. Der Übergang sollte sehr achtsam und schrittweise erfolgen. Der Grund dafür ist, dass sich nicht nur dein Magen verkleinert hat, sondern sich auch die Verdauungssäfte wie Magen-, Gallen- oder Bauchspeicheldrüsensaft während der Fastenwoche angepasst und reduziert haben. Diese körpereigenen Säfte werden vor allem für die Verdauung von fettigen und schwer verdaulichen Speisen benötigt. Das Ende deiner Fastenzeit wird nun mit dem sogenannten Fastenbrechen eingeläutet. Das Fastenbrechen kann neben der ersten festen Nahrung auch gleichzeitig ein Startschuss für neue Gewohnheiten sein. Nimm dir für diesen Schritt genügend Zeit und Ruhe und feiere ihn ein bisschen. Überlege dir, wie du dieses Fest feiern möchtest. Arrangiere dir schöne Blumen, leg deine Lieblingsmusik auf und zünde eine Kerze an. Jetzt kannst du mit dem Apfel starten. Wenn du einen rohen Apfel nicht verträgst, kannst du auch mit einem Bratapfel (natürlich ohne Vanillesoße) beginnen. Der Apfel ist ein ideales Lebensmittel, um mit der Nahrungsaufnahme wieder zu beginnen. Äpfel enthalten jede Menge Vitalstoffe, nicht zu viel Fruchtzucker und regen die Säurebildung des Magen-Darm-Trakts an. Suche dir den schönsten Apfel aus.

KLEINE AUSZEIT

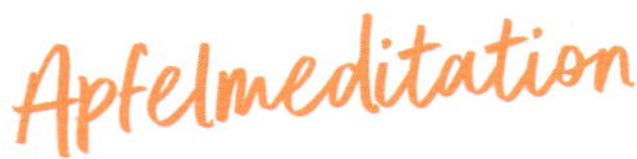

BETRACHTE DEN APFEL IN DEINER HAND

Wenn ich einen Apfel esse, genieße ich es dann wirklich, ihn zu verspeisen? Oder bin ich gedanklich so beschäftigt, dass ich den Genuss und die Freude, die der Apfel mir bietet, verpasse? Wie oft haben wir in unserem Leben schon ohne jede Aufmerksamkeit einen Apfel gegessen?! Konzentriere dich auf den Apfel, während du ihn isst.

DENK AN NICHTS ANDERES ...

Iss den Apfel nicht, während du Auto fährst, während du gehst, während du liest. Suche dir einen schönen Ort und sei still und ruhig dabei. So ausgerichtet und entschleunigt, kannst du den Apfel wirklich genießen: seine Süße, sein Aroma, seine Frische, seine Saftigkeit und Knackigkeit. Nimm den Apfel in die Hand und betrachte ihn für einen Moment. Atme einige Male bewusst ein und aus, um dich noch mehr darauf zu konzentrieren und noch mehr in Berührung damit zu gelangen.

Nur selten schauen wir einen Apfel, den wir essen wollen, näher an. Wir nehmen ihn uns, beißen hinein, kauen schnell und schlucken dann alles hinunter. Dieses Mal tun wir das nicht.
Wir fragen uns:
Was für ein Apfel ist das?
Wie ist seine Farbe?
Wie fühlt er sich in meiner Hand an?
Wie duftet er?

Wir erkennen, dass der Apfel nicht einfach nur eine schnelle Zwischendurchmahlzeit ist, um einen grummelnden Magen zu beruhigen. Er ist etwas viel Komplexeres, Teil eines größeren Ganzen.

LÄCHLE DEN APFEL AN UND NIMM DEN ERSTEN BISSEN.

Konzentriere dich darauf, wie er sich im Mund anfühlt; wie er schmeckt, wie es ist, einen Bissen zu kauen und hinunterzuschlucken.
Während des Kauens gibt es nichts anderes, mit dem du deinen Mund füllst – keine Projekte, Abgabetermine, keine Sorgen, keine To-do-Listen, keine Ängste, keine Nöte, keinen Ärger, keine Vergangenheit und keine Zukunft.

DA IST NUR DER APFEL!

Kaue langsam und vollständig, jeden Bissen um die 20- oder 30-mal. Kaue bewusst, genieß den Geschmack des Apfels und seine Nahrhaftigkeit. Über 30 Vitamine und Spurenelemente, viele wertvolle Mineralstoffe wie Phosphor, Kalzium, Kalium, Magnesium oder Eisen trägt ein Apfel in und unter seiner Schale.

WIE WERTVOLL KANN EIN EINFACHER APFEL SEIN?

Falls du dich gegen den Apfel als erste feste Mahlzeit entschieden hast, kannst du natürlich dennoch die Apfelmeditation machen, indem du den Apfel einfach durch die von dir gewählte Alternative ersetzt.

2. AUFBAUTAG

Fasten tut gut, Essen auch.

ICH BRAUCHE HEUTE:

- ca. 3 l Trinkwasser
- ca. 1 l Kräutertee
- Wärmflasche
- Equipment für weitere Rituale
- Frühstück, Mittagessen, Abendessen, laut Rezept oder Ähnliches

WAS NEHME ICH ZU MIR?

Auch heute und in den folgenden Tagen ist es noch wichtig, sehr auf die Ernährung zu achten und die Regeln der Aufbautage zu beachten. Generell kannst du dir diese immer wieder zu Gemüte führen und in deinen Alltag einbauen. Zum Frühstück kannst du dich von den Frühstücksrezepten inspirieren lassen und so in den Tag starten. Als Mittagessen und als Abendessen könnten heute ein Gemüsesalat und eine Tomatensuppe auf dem Plan stehen. Mach die Mahlzeiten zu kleinen Events und genieße sie in vollen Zügen. Als kleine Zwischenmahlzeiten kannst du Trockenobst, Nüsse und Molke zu dir nehmen. Und auch heute solltest du viel trinken und die Trinkmenge der Fastentage beibehalten. Eine Kanne Kräutertee tut dir gut. Wenn du magst, kannst du deine Verdauung auch heute zusätzlich mit einem Glas Sauerkrautsaft unterstützen.

WAS PASSIERT MIT MEINEM KÖRPER?

Die Geschmacksnerven sind sehr sensibel und alles schmeckt deutlich intensiver. Nutze dies und versuche, die sensible Wahrnehmung für Gerüche und Geschmäcke zu festigen. Dir ist jetzt bewusst, wozu dein Körper in der Lage ist. Du spürst innere mentale Stärke. Sei stolz auf dich.

WAS KANN ICH FÜR MICH TUN?

Bewegung unterstützt Darmtätigkeit und tut dir heute gut. Aber denke auch daran, Ruhephasen einzubauen.

M | D | M | D | F | S | S

DATUM ________________

○ ○ ○ ○ ○ ○

WIE HAST DU GESCHLAFEN? ○ sehr gut ○ so lala ○ nicht gut

SO SORGE ICH FÜR EINEN GUTEN TAG

Du bist stark! Spüre deinen Körper.

DARAUF FREUE ICH MICH HEUTE …

1. ……………………
2. ……………………
3. ……………………

2. AUFBAUTAG

So war mein Tag …

- ○ total gut
- ○ so lala
- ○ emotional
- ○ planmäßig
- ○ stressig
- ○ überraschend
- ○ Frag nicht!
- ○ unspektakulär
- ○ oder so: ……………………………………

BLEIBENDE EINDRÜCKE UND MOMENTE

……………………………………

……………………………………

……………………………………

……………………………………

Tu dir nur Gutes! Behalte deine Rituale bei.

DAS HABE ICH HEUTE FÜR MICH GETAN

Rituale: ……………………………………

Bewegung: ……………………………………

Entspannung: ……………………………………

GEWICHT	TRINKMENGE	DARMENTLEERUNG
________ kg	________ l	ja ○ nein ○

Das war mein zweiter Aufbautag ;)

UND DAS NEHME ICH MIR FÜR MORGEN VOR

....

....

....

....

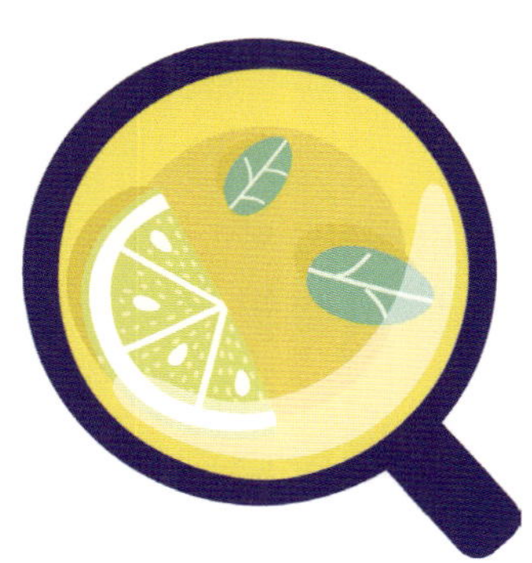

KLEINE AUSZEIT

Body Scan

Wenn du dich bewusst auf deinen Körper fokussierst, verbesserst du die Beziehung von Gehirn und Körper. Die Body-Scan-Meditation verhilft dir zu mehr Sensibilität, die dir dabei helfen kann, ein eventuell vorhandenes Ungleichgewicht zwischen Körper und Geist auszugleichen.

WAS BRAUCHE ICH DAZU?

Zeit, Ruhe und einen bequemen Untergrund, auf dem du angenehm liegen kannst. Ob es sich dabei um eine Yogamatte, eine Decke, das Sofa oder dein Bett handelt, ist dabei völlig egal.

LOS GEHT'S!

Lege dich bequem auf den Rücken und schließe die Augen. Lass deine Hände mit offenen und nach oben gedrehten Handflächen entspannt neben deinem Körper liegen.

Spüre das Gewicht deines Körpers und nimm bewusst wahr, mit welchen Körperteilen du auf dem Untergrund aufliegst. Atme tief ein und aus und lasse dich mit jedem Atemzug tiefer und tiefer in den Boden sinken. Konzentriere dich einige Minuten lang nur auf deine Atmung und spüre, wie sich deine Bauchdecke hebt und senkt.

Nun fokussiere dich auf den großen Zeh deines linken Fußes und nimm alle Empfindungen wahr, die du mit und in diesem Zeh spürst. Fühlst du deine Socken? Fühlt sich der Zeh kalt an?

Lenke deine Atmung dabei immer gezielt auf die Region deines Körpers, die du gerade erspürst – hier auf den linken großen Zeh. Stell dir vor, wie dein Atemzug von der Nase durch den ganzen Körper bis in deinen Zeh und wieder zurück fließt.

Erweitere nun deine Aufmerksamkeit nach und nach um jeden einzelnen Zeh deines linken Fußes. Nimm bewusst deinen ganzen linken Fuß wahr und erfühle alle Empfindungen, die dir Ferse, Knöchel, Fußsohle und Zehen senden.

Wandere nun weiter nach oben und erfühle deinen Unterschenkel, anschließend dein Knie und deinen Oberschenkel. Lenke dabei deinen Atem immer bewusst in die Körperregion, die du gerade wahrnimmst.

Versuche jetzt, die Unterschiede zwischen dem linken und dem rechten Bein zu erspüren.

Wiederhole die Übung nun am rechten Bein und beginne hier wieder beim großen Zeh. Hast du auch das rechte Beim erspürt, so lenke deine Aufmerksamkeit nun auf dein Becken und auf deine Hüften. Atme auch in diese Bereiche bewusst hinein.

Nun fokussiere dich auf deinen unteren Rücken. Versuche, anschließend deinen ganzen Rücken bewusst wahrzunehmen, indem du jeden einzelnen Wirbel von unten bis zum Kopf erfühlst.

Lenke deine Aufmerksamkeit auf deinen Bauch. Wenn du hier irgendwo eine starke Empfindung spürst, lenke deinen Atem gezielt an diese Stelle und lasse diese Empfindung zu – auch dann, wenn sie unangenehm ist.

Wandere nun weiter deinen Körper hinauf zu deiner Brust und deinem oberen Rücken. Spüre dein Herz, wie es beim Heben und Senken des Brustkorbs schlägt.

Fühle deine beiden Arme und wandere mit deiner Aufmerksamkeit vom Oberarm über Ellenbogen und Unterarm bis in alle Fingerspitzen. Fokussiere dich nach deinen Armen auf deine Schultern, deinen Nacken und deinen Hals. Versuche, die Anspannung in dieser Region mit deinem Atem gezielt wegzuatmen.

Nimm nun alle Empfindungen in deinem Gesicht wahr. Wie angespannt ist dein Kiefer? Wie fest presst du deine Lippen aufeinander? Was spürst du auf deiner Nase?

Wandere mit deiner Aufmerksamkeit langsam über dein Gesicht, bis du am Scheitelpunkt angelangt bist.

Stell dir nun vor, wie bei jedem Atemzug der Sauerstoff durch deinen ganzen Körper fließt. Nimm ihn noch einmal als Ganzes wahr – von der Fußsohle bis zum Scheitelpunkt.

Öffne nun langsam deine Augen, strecke dich durch und stehe langsam auf.

TIPP

Am besten gelingt dir die Body-Scan-Meditation, wenn du dich voll und ganz darauf konzentrieren kannst. Lass dir die Meditation von jemanden vorlesen. Falls das nicht geht oder du lieber allein dabei bist, nimm sie vorher als Audiodatei auf und spiele sie dann ab. In beiden Fällen ist es wichtig, dass der Text langsam gelesen wird und viele Pausen lässt.

Weißt du
eigentlich,
wie toll du bist?

FRAGEN

Wie oft darf ich fasten?

Wir empfehlen dir, ein- bis zweimal im Jahr zu fasten. Das ist eine gute Basis für einen gesunden Körper. Wenn deine Konstitution es zulässt, du schon Fastenerfahrung hast und dich beim Fasten allgemein gut fühlst, kannst du auch häufiger fasten. Wir haben mit unseren Fastenden die Erfahrung gemacht, dass sich bei ihnen oft je nach Motivation und Ziel die Häufigkeit anpasst. Bei vielen pendelt es sich ein, dass sie einmal im Jahr fasten, zum Beispiel als Start ins neue Jahr. Bei anderen kann es auch sein, dass sie alle drei Monate fasten, um zum Beispiel Unverträglichkeiten oder Allergien in den Griff zu bekommen. Und das Gute ist: Wenn man einmal seinen eigenen individuellen Rhythmus gefunden hat, fällt einem das Fasten auch viel leichter. Dein Körper weiß dann schon, was auf ihn zukommt, und stellt schneller in den Fastenstoffwechsel um. Der Mensch ist eben ein Gewohnheitstier.

Was ist mit dem Jo-Jo-Effekt?

Das Gute an der Buchinger-Fastenmethode ist, dass der Jo-Jo-Effekt im Anschluss ausbleibt. Der Körper schafft es beim Fasten, die Energie aus sich selbst zu generieren. Fünf Tage kommt keine feste Nahrung von außen. Anders als bei einer Diät fangen wir nach dem Fasten dann langsam und sehr behutsam mit dem Essen überhaupt erst wieder an. Dafür sind die Aufbautage vorgesehen. Jene, die einmal gefastet haben, wissen, dass das Bedürfnis, sich den Bauch direkt mit Pizza und Schokolade vollzuschlagen, gar nicht da ist. Es sind vielmehr die einfachen Dinge, auf die unsere Fastenden sich freuen und Appetit haben. Sie freuen sich auf Ofengemüse oder eine Kartoffel oder ein einfaches Käsebrot. Der Körper ist sensibilisiert und in der Regel gehen alle sehr achtsam damit um.

Muss ich für den Darm ein Probiotikum einnehmen?

Nein, musst du nicht. Das Mikrobiom des Darms ist die Gesamtheit aller Mikroorganismen, die sich in unserem Darm aufhalten. Dazu gehören Bakterien, Pilze und Viren, die dafür sorgen, dass die Nahrung zersetzt wird. Das Mikrobiom sollte sinnvoll zusammengesetzt sein, denn nur so kann es dich und deine Gesundheit unterstützen. Während der Fastenwoche verändert sich die Zusammensetzung deines Mikrobioms positiv. Dabei vermehren sich die gesundheitsfördernden Bakterien, die auch beim anschließenden Essen bestehen bleiben. Wichtig ist nur, dass du dich im Anschluss ebenfalls entsprechend ernährst, um den guten Bakterien auch ausreichend Futter zu bieten. Gut sind da viele Ballaststoffe, Obst, Gemüse und fermentierte Lebensmittel – ganz natürliche Probiotika also.

Muss ich mit einem Apfel fastenbrechen?

Der Apfel ist ein regionales und leicht verdauliches Lebensmittel, das auch gleichzeitig ein gutes Symbol für Einfachheit ist. Daher eignet er sich sehr gut zum Fastenbrechen. Denn besonders nach dem Fasten weiß man oft die einfachen Dinge zu schätzen. Du wirst sehen, wie sehr du dich auf deinen Apfel, auf die Süße und die Säure und auf das Kauen freuen wirst. Wenn du allerdings Äpfel nicht gut verträgst oder nicht magst, kannst du auch mit einem anderen Obststück wie einer Banane, einer Birne oder auch einem Gemüse wie einer Karotte deine Fastenphase brechen. Hauptsache, du hast Appetit darauf.

Ob du den Apfel oder auch deine Alternative dann – knackig, wie er ist – als Ganzes oder in Stücke geschnitten oder vielleicht sogar gedünstet als Apfelmus oder aus dem Ofen als Bratapfel isst, bleibt dir überlassen.

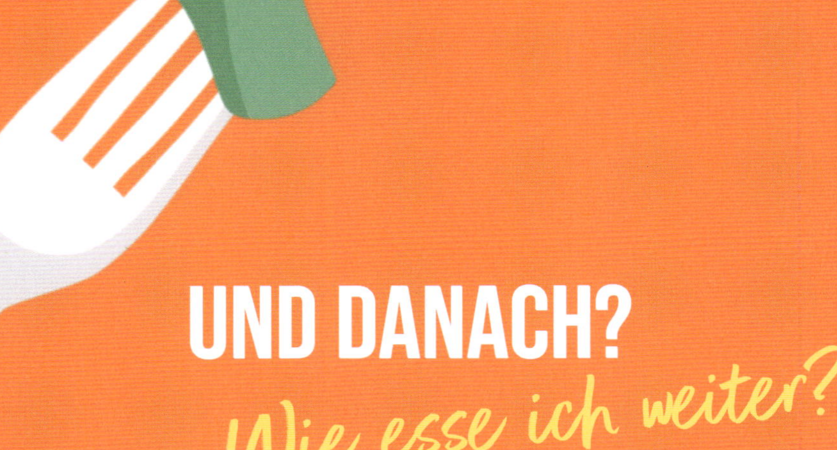

UND DANACH?

Wie esse ich weiter?

ERNÄHRUNGSUMSTELLUNG

... oder auch nicht?

Ein Thema beschäftigt nahezu alle Fastenden: die Ernährung nach dem Fasten. Basierend auf dem Gefühl eines körperlichen Resets und einer Grundreinigung von innen heraus, wünschen sich die meisten, diesen Effekt möglichst lange zu erhalten.
Wie ein aufgeräumter Schreibtisch – denn der soll am besten auch immer so schön ordentlich und übersichtlich bleiben und nicht nach kürzester Zeit wieder im Chaos versinken. Für den eigenen Körper stellst du dir daher vielleicht die folgenden Fragen: Ob und was möchte ich an meiner Ernährung ändern? Wie kann mein Körper möglichst lange rein bleiben? Wie schaffe ich es, dass das eine oder andere verlorene Pfund nicht gleich wiederkommt oder dass sogar noch weitere dahinschmelzen?

Wie du dir denken kannst, lassen sich diese Fragen nicht pauschal beantworten. Die Antworten sind so individuell wie du. Hinzu kommt, dass das Thema Ernährung trotz umfangreicher Forschung kein Schwarz-Weiß-Thema ist, bei dem es für alles nur die eine richtige Antwort gibt. Vielmehr erscheint es so, dass es für jede Idee von »gesunder« Ernährung Studien und Ergebnisse gibt, die diesen Ansatz bestätigen – von Vollkost über vegan und vegetarisch bis zu Rohkost, Atkins oder Paleo (Steinzeitdiät) und sämtliche Mischformen davon. Für jeden Ansatz wirst du Informationen finden, warum dieser gut für dich ist. Neben allen physiologischen Faktoren, wie sich Lebensmittel auf deinen Körper auswirken, kommen vielleicht weitere Faktoren hinzu wie Nachhaltigkeit, Ökologie, Ethik, Religion, die Menschen um dich herum. Und damit ist gute Ernährung mehr als Physiologie und Naturwissenschaft, letztlich ist es ein Gefühl – und wenn das stimmt, dann hast du für dich ganz viel erreicht. Denn zu essen – und auch nicht zu essen – sollte sich niemals zwanghaft anfühlen oder ständig von Beurteilungen, Abwägungen oder gar Gewissensbissen begleitet sein. Vielmehr solltest du mit deiner Ernährung im Einklang sein ...

Daher möchten wir dir auch keine konkreten Tipps geben, was du essen darfst oder solltest, sondern wir wollen dir vielmehr dabei helfen, den Weg zu deiner individuellen Ernährungsweise zu finden.
Die hier vorbereiteten folgenden Fragen sind ein guter Start, dir dein Verhältnis zu deiner Ernährung klar zu machen. Beantworte diese Fragen möglichst zügig und intuitiv, ohne groß darüber nachzudenken.
Wie sieht gute Ernährung für dich aus? Ist dir Ausgewogenheit wichtig? Oder ist es dir wichtig, dich vollwertig, bio, saisonal, regional, veggie oder vegan zu ernähren? Oder hast du die Einstellung »Hauptsache, es schmeckt, es soll nicht dick machen, es soll gesund sein«?

Trage in das Feld all die Dinge ein, die dir persönlich wichtig sind.

Versuche, die Fragen ganz fokussiert und ehrlich zu beantworten, ohne dich davon abhängig zu machen, was dir die Gesellschaft gerade vorlebt.

WAS IST FÜR MICH GUTE ERNÄHRUNG?

....

....

....

....

....

....

....

Wenn du eine gute Ernährung für dich klar definiert hast. Kannst du diese nächste Frage beantworten:

MEINE ERNÄRHUNG IM ALLTAG

Wie zufrieden bin ich mit meiner Ernährung auf einer Skala von 1 bis 10?

1= überhaupt nicht zufrieden, 10 = absolut zufrieden

O	O	O	O	O	O	O	O	O	O
1	2	3	4	5	6	7	8	9	10

Jetzt hast du schon zwei ganz wichtige Fragen für dich beantwortet. Und die Antworten machen dir vielleicht klar, dass es noch etwas zu tun gibt. Denn da sind noch Dinge, die dir bei deiner Ernährung wichtig sind, die du jedoch noch nicht so umsetzt, wie du es dir wünschst. Oder ist es dir vielleicht doch nicht so wichtig?

Überlege dir mit Blick auf deine Wertvorstellung und deine Zufriedenheit, was du an deiner Ernährung ändern müsstest, damit sie sich gut anfühlt. Werde dabei möglichst konkret – also statt »weniger« besser »wie viel weniger?«. Statt »gesünder« besser »von was wie viel und wie oft?«. Oder statt »langsamer« essen besser exakt formulieren, also wie langsam. Definiere deine nächsten Schritte genau, so lässt sich dein Plan auch viel besser umsetzen.

ICH WÄRE BEI 10, WENN ...

....

....

....

....

....

....

....

Wenn du nun ganz konkrete Ideen dazu hast, wie du dein Ernährungsverhalten ändern kannst, wenn du an deinen Ernährungsgewohnheiten arbeiten möchtest, nimm dir nicht alles auf einmal vor. Denn dann verlierst du vielleicht schnell die Lust daran. Gehe Schritt für Schritt vor und versuche, erst einmal nur eine Sache zu ändern. In einem Monat kannst du dann eine zweite Sache dazunehmen und so weiter.

Wenn es ein Schritt für dich ist, insgesamt weniger zu essen und vielleicht mehr Achtsamkeit in deine Ernährung zu bringen, findest du hier nun einige Erfahrungen, die sich für viele Fastende im Alltag nach der Fastenwoche bewährt haben.

MAHLZEITEN WEGLASSEN, HUNGER AUSHALTEN

Mach dir noch einmal bewusst, was du erreicht hast, und reflektiere, was du Großartiges geschafft hast. Die mentale Einstellung ist wie bei so vielem mit das Wichtigste. Eine geschaffte Fastenwoche gibt dir das Selbstbewusstsein und Selbstvertrauen, auch im Alltag vielleicht mal eine Mahlzeit wegzulassen und den Hunger auszuhalten. Wie du sicherlich während der Fastenwoche gemerkt hast, fällt niemand direkt um, wenn der Magen mal knurrt. Im Gegenteil.

TELLER NICHT LEER ESSEN BEZIEHUNGSWEISE NICHT NACHNEHMEN

Nimm dir vor jedem Essen bewusst vor, auf dein Sättigungsgefühl zu hören. Frage dich immer wieder zwischendurch, ob du vielleicht nicht schon satt bist. Oder denkst du vielleicht, du musst den Teller komplett leer essen, weil es ein tief sitzender Glaubenssatz in dir ist, dass nichts liegen bleiben darf?

SCHÖNES KLEINES GESCHIRR

Im Zusammenhang mit dem »leer essen« kann es auch helfen, von kleineren Tellern zu essen. Dann ist die erste Portion nicht zu groß und vor dem Nachnehmen kannst du eine kleine Pause machen und dich dann bewusst fragen, ob du wirklich noch Hunger hast.
Für noch mehr Achtsamkeit besorge dir schönes Geschirr, von dem du mit noch mehr Freude und Wertschätzung isst.

WIEDER FASTEN

Falls du schnell wieder in deinem alten Trott bist, versuche, dir eine erneute Woche für das Fasten freizuschaufeln. Die immer wieder neuen Erfahrungen und Impulse geben jedes Mal aufs Neue Anstöße, etwas zu verändern.

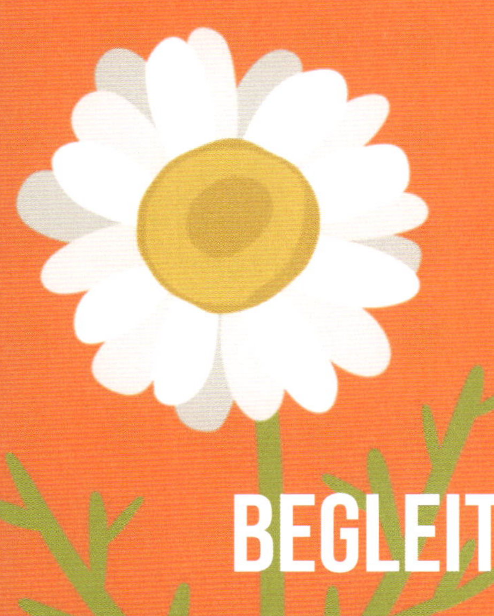

BEGLEITERSCHEINUNGEN

Völlig normal!

BEGLEITERSCHEINUNGEN

... und was du tun kannst.

NO. 6

Versuche, die Begleiterscheinungen des Fastens positiv zu bewerten. Sie sind ein Zeichen dafür, dass ein Prozess im Gange ist, und das ist gut so.

Nebenwirkungen des Fastens erlebt fast jede*r. Zum Glück sind diese meist nur vorübergehend. Schon in der Vorbereitungswoche und am Entlastungstag können beispielsweise Kopfschmerzen auftreten. Dieses Symptom ist meist dem Weglassen von Koffein oder Zucker geschuldet.
Weitere Begleiterscheinungen können während der Fastentage dazukommen. Um diese beim Fasten gut ertragen zu können, akzeptiere sie. Sie zeigen dir, dass gerade ganz viel mit deinem Körper und dir passiert und eine große Umstellung stattfindet. Versuche, damit umzugehen und deinem Körper mit kleinen Maßnahmen zu helfen.

MÖGLICHE BEGLEITERSCHEINUNGEN

- Kopfschmerzen
- Rückenschmerzen
- Übelkeit/Magenschmerzen
- Sodbrennen
- Frieren
- Kreislaufprobleme
- Mundgeruch
- Hunger
- Waden-Muskelkrämpfe
- Schlafstörungen
- Sehstörungen

Kopfschmerzen

Kopfschmerzen sind häufig schon eine Nebenwirkung, bevor das Fasten überhaupt beginnt. Sie können aber auch immer mal wieder während des Fastens auftauchen. Ein Grund kann natürlich auch sein, dass du zu wenig trinkst (Urinkontrolle!), meist steckt aber ein Koffein- oder Zuckerentzug dahinter. Zur Abhilfe kannst du Minzöl leicht mit den Fingerspitzen auf deinen Schläfen und der Stirn einmassieren. Das entspannt und der Kopf wirkt gleich entkrampfter. Aber auch ein Einlauf oder ein kalter Knieguss (siehe das Kapitel »Rituale« ab Seite 48) können helfen.

Rückenschmerzen

Dass es im Rücken zwickt und zieht, ist beim Fasten nicht ungewöhnlich. Dein Darm ist leer und dein Körper hat plötzlich eine ganz andere Mittelachse. Das kann sich vor allem bei längeren Spaziergängen oder Wanderungen bemerkbar machen. Eine Wärmflasche, ein heißes Bad oder Yoga, um den Rücken zu stärken, helfen hier.

Übelkeit

Kamillentee wirkt beruhigend und entzündungshemmend auf den Magen, aber auch Ingwertee kann hier Wunder wirken. Als Alternative zu deinem Mittagssaft oder der Brühe am Abend kannst du dir auch eine Haferschleimsuppe machen. Dazu 350 ml Wasser zum Kochen bringen, 2 EL Haferflocken dazugeben und 10 Minuten köcheln lassen, bis die Haferflocken sämig sind. Keine Gewürze verwenden!

Sodbrennen

Wenn du unter Sodbrennen leidest, ist das beim Fasten nichts Besonderes. Wir empfehlen dir in diesem Fall die Einnahme von Heilerde oder Kartoffelsaft als Frischpflanzensaft aus dem Reformhaus.

Frieren

Wenn dir ständig kalt ist, ist das kein Grund zur Sorge. Ingwer und Zimt wärmen von innen und unterstützen gleichzeitig die Stoffwechselvorgänge. Zusätzlich kann Bewegung, ein heißes Bad oder ab dem dritten Fastentag auch ein Saunagang helfen.

Kreislaufprobleme

Kalte Kniegüsse, eine Bürstenmassage (siehe das Kapitel »Rituale« ab Seite 48) oder Bewegung an der frischen Luft bringen deinen Kreislauf wieder in Schwung. Wenn du Zugang zu einem Kneipp-Becken hast, wäre auch das eine gute Option. Außerdem kann Rosmarintee oder Mistel-Frischpflanzensaft aus dem Reformhaus deinen Kreislauf zusätzlich von innen unterstützen.

Mundgeruch

Dass die Entgiftung auch über die Mundschleimhaut stattfindet, macht sich eventuell durch Mundgeruch bemerkbar. Gründliche Mundpflege mit Zungenreiniger und Ölziehen können hier Abhilfe schaffen (siehe das Kapitel »Rituale« ab Seite 48). Zu einem frischeren Geschmack kann auch das Auslutschen einer Zitronenscheibe beitragen.

Hunger

Das Hungergefühl ist ab dem dritten Fastentag meist weg. Falls nicht, kann es helfen, mehr zu trinken. Durst äußert sich auch häufig in Form eines knurrenden Magens. Generell solltest du während des Fastens das Hungergefühl auch einfach mal zulassen und vielleicht sogar genießen. Im Alltag haben wir viel zu selten noch Hunger.

GOOD THINGS

never came from comfort zones.

Waden- und Muskelkrämpfe

Gerade wenn du dich während des Fastens viel bewegst, können in der Ruhephase Wadenkrämpfe auftreten – vorrangig nachts. Bei Krämpfen hilft in der Regel die Einnahme von Magnesium. Dies kannst du als Tablette oder Kapsel einnehmen. Wenn du beim Fasten aber lieber auf die orale Einnahme verzichten möchtest, gibt es in der Apotheke auch Magnesiumöl zum Einmassieren an der entsprechenden Stelle.

Schlafstörungen

Beim Fasten kann es sein, dass dein Schlaf unruhiger und flacher wird, die Träume werden dafür manchmal intensiver. Lass es zu und mach dich nicht verrückt! Falls du in der Nacht wach liegst, lies doch einfach dein Buch weiter oder versuche mal, an nichts zu denken. Achte auf warme Füße und hilf gegebenenfalls mit einer Wärmflasche oder einem Fußbad nach. Auch ein beruhigender Abendtee wie zum Beispiel ein Melissentee kann helfen. Außerdem solltest du nachts immer auch für Frischluft sorgen und dein Schlafzimmer regelmäßig lüften.

Sehstörungen

Aufgrund der Umstellung des Stoffwechsels und des Wasserhaushaltes kann es zu einer Veränderung deines Augendrucks kommen. Das äußert sich in einer Änderung deines Sehvermögens. Aber keine Sorge: Nach dem Fasten kommt die gewohnte Sehkraft wieder zurück. Einige Fastende sehen sogar deutlich besser als zuvor.

ACHTUNG Falls diese Tipps nicht helfen sollten und die Beschwerden länger als 24 Stunden anhalten, bitten wir dich dringlichst, ärztlichen Rat einzuholen!

FRAGEN

Darf ich Kopfschmerztabletten nehmen?

Besser nicht. Sollten Kopfschmerzen auftreten, versuche diese zuerst auf natürlichem Weg loszuwerden: Trinke viel, bewege dich an der frischen Luft, tupfe etwas Pfefferminzöl auf deine Schläfen oder mache noch einmal einen Einlauf und ruhe dich aus. Sollten die Schmerzen unerträglich sein, solltest du auf jeden Fall Ibuprofen statt Aspirin einnehmen, da Aspirin bei Einnahme auf leeren Magen die Magenschleimhaut reizt.

Muss ich als Frau meinen Zyklus beachten?

Nein, musst du nicht. Du kannst zu jeder Zeit deines Zyklus fasten. Im Fasten kann sich dein Zyklus allerdings etwas verschieben – sowohl nach hinten als auch nach vorn. Das ist ganz normal und reguliert sich normalerweise von ganz allein wieder. Bei Frauen, die im letzten Zyklusdrittel fasten, kommt die Periode meist etwas früher – der Körper reinigt im Rahmen des Fastens auch den Uterus mit. Das ist ein ganz normales Phänomen. Bei Fastenbeginn in der ersten Zyklushälfte kann sich das alles etwas nach hinten verschieben, da der gesamte Stoffwechsel während des Fastens etwas verlangsamt wird. Dies betrifft auch den Hormonstoffwechsel. Es kann auch sein, dass die Stärke deiner Periode anders ausfällt als sonst, also dass du deine Tage plötzlich stärker oder weniger stark als gewohnt hast. Auf jeden Fall solltest du dich während des Zyklus, in dem du fastest, nicht auf die empfängnisfreien Tage verlassen. Und falls du die Pille nimmst, ist auf die Wirkung in diesem Zyklus kein Verlass, da du ja mit Glaubersalz abgeführt hast.

Verliere ich nicht zu viel Muskelmasse?

Beim Fasten kann es durchaus zu Muskelabbau kommen. Der Körper geht nämlich nach dem Abbau der Kohlenhydratspeicher auch an die Eiweiße. Die meiste Energie holt er sich glücklicherweise aus den Fetten. Aufgrund der geringen Fastendauer ist dieser Anteil des Abbaus allerdings verschwindend gering. Mach dir da bitte keine Sorgen. Es gibt sogar Kraftsportler, die fasten und hinterher mehr Kraft haben. Wenn du dich also während der Woche täglich etwas bewegst, ohne dich groß auszupowern, wirst du davon nichts spüren.

Bekomme ich beim Fasten Vitaminmangel?

Nein. Bei einer Fastenzeit von fünf Tagen entsteht kein Vitaminmangel. Dadurch, dass du täglich den Obst-Gemüse-Saft und die Brühe zu dir nimmst, bist du auch während deiner Fastenwoche gut mit Vitaminen und Mineralstoffen versorgt.

Warum rieche ich so komisch?

Der etwas andere Körpergeruch beim Fasten entsteht durch die Ausscheidungen der abgebauten Stoffwechselendprodukte über die Haut und den Atem. Das liegt vor allem an dem im Fastenstoffwechsel erhöhten Abbau von Fettsäuren zu Ketonkörpern. Auch deine Atemluft wird nach Aceton, ein bisschen wie Nagellackentferner, riechen.

Kommt es beim Fasten zur Übersäuerung?

Im Zusammenhang mit Fasten fällt oft das Wort Übersäuerung. In der Alternativmedizin wird das Wort in einem anderen Zusammenhang benutzt als in der Allgemeinmedizin. In der Allgemeinmedizin spricht man von der Übersäuerung oder auch Azidose, die lebensbedrohlich sein kann. Der pH-Wert des Blutes sinkt in diesem Fall durch ein Krankheitsbild so sehr, dass die betroffene Person umgehend notfallmedizinisch betreut werden muss. Wenn wir im umgangssprachlichen Sinn von einer Übersäuerung sprechen, dann ist damit lediglich gemeint, dass vermehrt Säuren im Körper, z. B. durch den Abbau von Fett während der Fastenwoche, entstehen. Das kann kurzfristig zu Unwohlsein im Sinne von Müdigkeit oder Muskelschmerzen führen, ist aber unbedenklich.

Können beim Fasten Gallensteine entstehen?

Es gibt keine wissenschaftlichen Studien, die diese These unterstützen. Gallensteine entstehen eher durch zu viel Cholesterin, welches in Fett enthalten ist und worauf wir beim Fasten vollständig verzichten.

Können beim Fasten Nierensteine entstehen?

Auch hier gibt es keine Studien darüber, die dies belegen. Durch das vermehrte Trinken während einer Fastenwoche arbeiten die Nieren auf Hochtouren. So kann es schon mal vorkommen, dass sich Nierensteine lösen und eine Kolik entsteht. Dann waren diese aber bereits vorhanden.

Was passiert mit der Psyche beim Fasten?

Das Fasten kann einen positiven Effekt auf deine Psyche haben. Durch die Entschleunigung erhöht sich bei den meisten Fastenden die Achtsamkeit, auch im Umgang mit sich selbst. Die Fastenzeit wird von den meisten als eine Woche zur Selbstreflexion genutzt.

Hinzu kommt, dass eine geschaffte Fastenwoche das Selbstbewusstsein stärkt und man, durch die vermehrte Ausschüttung von dem Hormon Serotonin, sich einfach glücklicher fühlt.

Menschen, die zu Depressionen neigen oder sogar Medikamente zur Regulation von Stimmungsschwankungen nehmen, sollten auf keinen Fall einfach drauflos fasten. Hier ist ebenfalls besonders wichtig, mit der behandelnden Ärztin/dem behandelnden Arzt über die bevorstehende Woche und die Einnahme der Medikamente zu sprechen.

Was mache ich, wenn ich nicht durchhalte?

Solltest du bereits am zweiten oder dritten Tag merken, dass eine Fastenwoche nichts für dich ist und du frühzeitig aussteigen willst, dann beginne mit leichter Kost, z. B. mit einem Stück Obst. Dabei kannst du dich einfach an die Regeln und auch Rezepte für die Aufbautage halten.

Beobachte deinen Körper, wie er auf die erste Mahlzeit reagiert, und steigere langsam die Menge und Vielfalt.

Wichtig ist, dass du ein gutes Gefühl dabei hast.

Nicht für jede*n ist Fasten etwas und das merkt man natürlich erst, wenn man es mal gemacht hat. Und manchmal ist es auch einfach der falsche Zeitpunkt gewesen. In ein paar Wochen kann es schon ganz anders laufen. Auf jeden Fall ist es super, dass du offen dafür bist und es probiert hast.

UND JETZT:

DU!

DAS WICHTIGSTE ZUM SCHLUSS

Sei stolz auf dich!

Egal, ob du zum ersten oder zehnten Mal gefastet hast, und egal, ob es ein holpriger Weg war oder du absolut smooth durch deine Woche gekommen bist: Sei stolz auf dich. Denn zum Fasten gehören Mut und Biss und du hast beides bewiesen. Genieße dieses Gefühl und die Gewissheit, Dinge, die du dir vornimmst, meistern zu können. Sicherlich hat das Fasten in dir auch ganz viel anderes ausgelöst und bewegt und Gedanken hervorgerufen, die dir vielleicht neu sind. Die folgenden Seiten sollen dir die Möglichkeit geben, deine Gedanken festzuhalten, zu sortieren und vielleicht mehr daraus zu machen.

WAS HAT MICH IN DER FASTENWOCHE BEWEGT?

....

....

....

....

....

....

....

....

....

Einiges wird jetzt nach dem Fasten anders sein als zuvor. Natürlich wirst du beim Fasten ein paar Kilos verloren haben, aber viel bedeutender ist der langfristige Effekt. Oft ergibt sich durch das Fasten die Gelegenheit, eingefahrene ungewollte Gewohnheiten zu überdenken und zu ändern. Ganz gleich, ob das deine Ernährungsweise betrifft oder andere Gewohnheiten aus den unterschiedlichen Lebensbereichen. Fasten kann ein Neustart sein. Innere Reinheit und ein klarer Kopf sind die beste Voraussetzung, um etwas zu ändern oder etwas Neues zu beginnen. Die Fastenwoche zeigt dir, dass es möglich ist, Gewohnheiten zu durchbrechen und dem Alltag mit etwas Neuem zu begegnen. Nutze die Chance!

Was möchte ich verändern?

KÖRPER

....

....

....

GEIST

....

....

....

GESUNDHEIT

BEWEGUNG

JOB

LIEBE

FREUNDE/FAMILIE

....

....

....

Jetzt ist ein guter Zeitpunkt für Veränderung.

Du hast dich nun schon sehr gezielt und bewusst mit dir selbst auseinandergesetzt und eine gute Übersicht darüber, wo deine Reise hingehen kann. Deine Ziele stehen dir deutlich vor Augen und du hast einen Plan. Das gibt dir sicherlich ein Gefühl von Klarheit und vielleicht auch ein bisschen Halt. Damit sich all diese wunderbaren Ziele und Ideen, die du aus deiner Fastenwoche mitnimmst, nicht in Luft auflösen, geben wir dir Möglichkeiten mit, wie du leichter dranbleibst beziehungsweise immer wieder daran erinnert wirst.

Ein Brief an mein »Ich«

Die nächste Seite kannst du dazu nutzen, dir selbst einen Brief zu schreiben. Schnapp dir deinen Lieblingsstift und schreibe liebevolle und wertschätzende Worte an dein »Ich«. Klopfe dir selbst mal richtig auf die Schulter – für das, was du geleistet hast. Sei dankbar für das, was dich umgibt, und schreibe auch deine Ziele nieder. Packe den Brief in einen Umschlag, adressiere und frankiere ihn und bitte jemanden darum, den Brief in drei Monaten (oder auch zu einem anderen Zeitpunkt) in den Briefkasten zu werfen. Du wirst sehen, wie wohltuend und wirksam das sein kann. Lass dich überraschen.

You are powerful,
beautiful,
brilliant
and brave.

Es kann auch total hilfreich sein, wenn du dein Fazit oder das, was du verändern möchtest, zusätzlich noch auf ein großes Papier oder eine Postkarte schreibst. Am besten so kurz und prägnant wie möglich. Hänge es dort auf, wo du täglich vorbeikommst und immer wieder erinnert wirst. Das kann der Kühlschrank oder auch der Badspiegel sein. Wenn du dann noch dein aktuelles besonderes (Körper-)Gefühl nach dem Fasten mit deinem Fazit verankerst, bekommt das Ganze eine Emotion und wird viel greifbarer für dich. Nimm das neue Gefühl mit!

MEIN FAZIT

....

....

....

....

....

....

....

Bleib dran!

NO. 7

Jedes Fasten ist anders.
Lass dich immer wieder aufs Neue überraschen.
Es bleibt spannend.

Fasten ist wie Frühjahrsputz – kostet Überwindung, aber ist am Ende einfach großartig und befreiend. Für viele ist Fasten daher keine Einmalsache, sondern wie auch beim Frühjahrsputz eine Routine, um regelmäßig von innen aufzuräumen und im Gleichgewicht zu bleiben. Dem Körper tut diese Routine ein- bis zweimal im Jahr gut. Schau einfach, wie es für dich passt, und finde deinen Weg. Manchmal meldet sich dein Körper auch von ganz allein und sendet dir entsprechende Signale.

Jedes Fasten ist anders. Wenn es jetzt für dich sehr hart und anstrengend war und du durchgehend die Zähne zusammenbeißen musstest, kann es sein, dass du beim nächsten Mal nur so durch die Fastenwoche fliegst und alles wie von allein funktioniert. Es kann auch sein, dass deine Motivation zu fasten eine andere sein wird und sich auch noch mal eine ganz andere Perspektive auftut. Sei gespannt und lass dich jedes Mal aufs Neue überraschen. Denn Fasten ist wunderbar!

Tu es wieder!

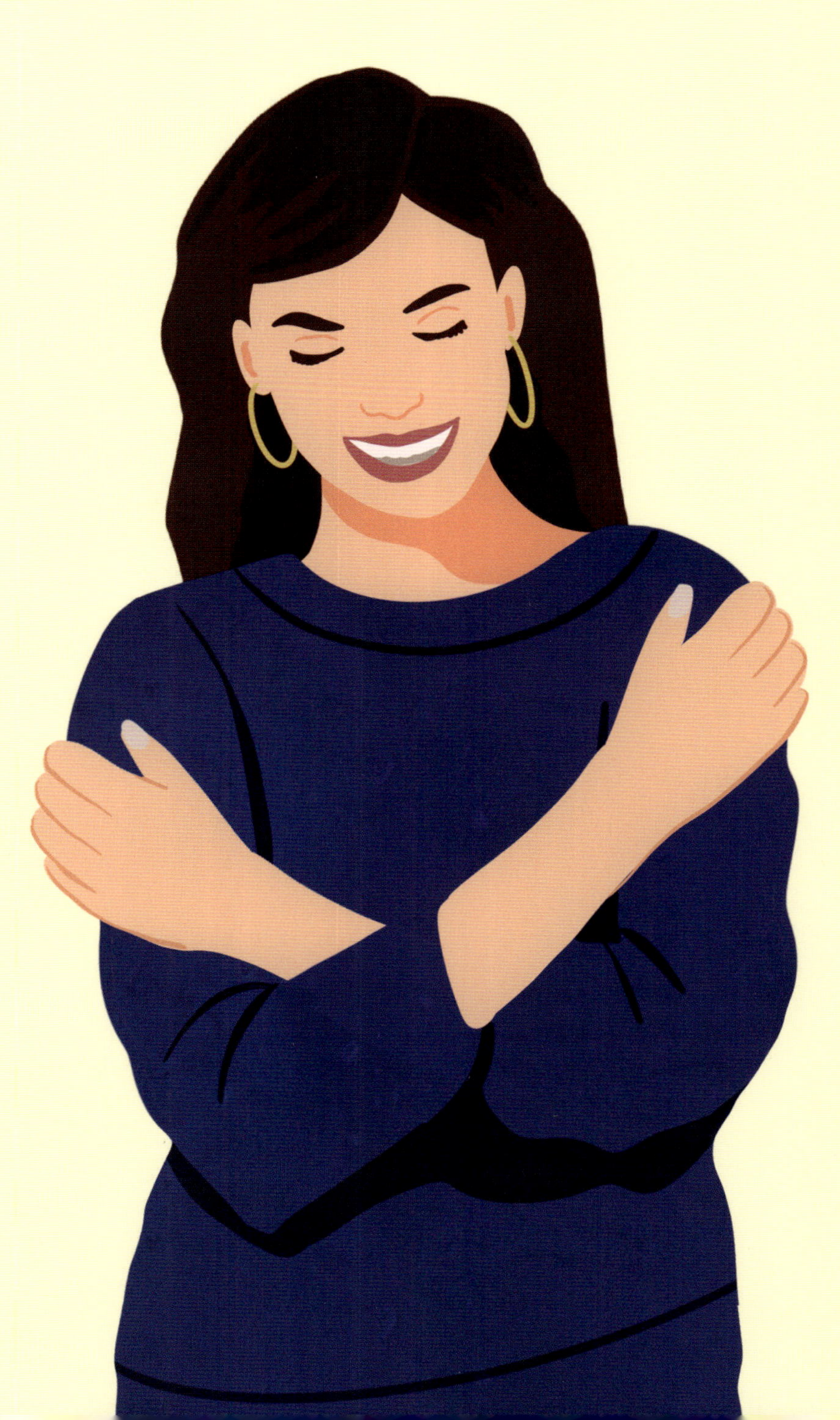

REGISTER

Meine Notizen

IMPRESSUM

1. Auflage 2023

Hinweis
Die Ratschläge/Informationen in diesem Buch sind von Autor*innen und Verlag sorgfältig erwogen und geprüft, dennoch kann eine Garantie nicht übernommen werden. Eine Haftung der Autor*innen bzw. des Verlags und seiner Beauftragten für Personen-, Sach- und Vermögensschäden ist ausgeschlossen.

Bildnachweis
Alle Illustrationen stammen von Vera Schlachter www.veruschkamia.de
Außer: Shutterstock/msaaca (Seite 121) und Shutterstock/Tierre3012 (Seite 122)

Projektleitung: Eva Wagner
Lektorat: Susanne Schneider
Korrektorat: Barbara Kohl
Cover, Layout: Vera Schlachter www.veruschkamia.de
Herstellung: Timo Wenda
Satz: Uhl + Massopust, Aalen
Druck und Bindung: Pixartprinting, Lavis

Printed in Italy

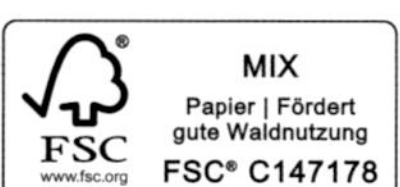

Penguin Random House Verlagsgruppe FSC ® N001967

ISBN 978-3-517-10270-2
www.suedwest-verlag.de